Infermiera

di

Reumatologia

La guida completa

SILVIA REALI

Indice dei contenuti

Capitolo 1: Introduzione alla reumatologia 13

Definizione e breve storia della reumatologia 14

L'importanza del ruolo dell'infermiere reumatologo 15

Miti e realtà: demistificare la prassi 16

Capitolo 2: Anatomia e fisiologia muscoloscheletrica 19

Ossa e articolazioni: un'introduzione 20

Muscoli, tendini e legamenti 21

Le patologie più comuni in reumatologia 23

Capitolo 3: I ruoli specifici dell'infermiere reumatologo 25

Comunicazione ed educazione del paziente 26

Somministrazione e monitoraggio del trattamento 27

Tecniche di cura specifiche in reumatologia 29

Collaborazione interprofessionale 31

Capitolo 4: Gestione delle malattie reumatiche comuni 35

Artrite reumatoide: cura e trattamento 36

Spondilite anchilosante 38

Osteoartrite 39

Lupus eritematoso sistemico 41

Gotta e altre artropatie microcristalline 43

Capitolo 5: Gestione del dolore e del benessere 45

Valutazione del dolore: strumenti e tecniche 46

Tecniche farmacologiche e non farmacologiche 47

Il ruolo dell'infermiere nella riabilitazione 49

L'importanza dell'equilibrio tra lavoro e vita privata 51

Capitolo 6: Sfide etiche e professionali 55

Consenso informato e autonomia del paziente 56

Riservatezza e gestione delle informazioni sensibili 58

Lavoro di squadra: collaborazione, comunicazione e conflitto 59

Capitolo 7: Tecniche diagnostiche in reumatologia 63

    Anamnesi ed esame fisico 64

    Imaging medico: raggi X, risonanza magnetica ed ecografia 65

    Analisi di laboratorio rilevanti 67

Capitolo 8: Terapie complementari e alternative 71

    Fisioterapia e fisioterapia 72

    Approcci naturali: agopuntura, osteopatia e altri. 74

    L'importanza del lavoro interdisciplinare 76

Capitolo 9: La psicologia del paziente reumatologico 79

    Comprendere l'impatto emotivo delle malattie reumatiche 80

    Tecniche di ascolto e di supporto emotivo 82

    Gestire la depressione e l'ansia associate alle malattie croniche 84

Capitolo 10: Procedure chirurgiche in reumatologia 87

    Quando è necessario l'intervento chirurgico? 88

    Tipi di intervento e indicazioni 90

    Il ruolo dell'infermiere prima, durante e dopo l'intervento. 92

Capitolo 11: Il ruolo dell'alimentazione e dello stile di vita   95

  Dieta antinfiammatoria   96

  L'importanza di un esercizio fisico appropriato   97

  Le abitudini di vita e il loro impatto sulle malattie reumatiche   99

Capitolo 12: Gestione delle emergenze   103

  Identificare le situazioni di emergenza in reumatologia   104

  Primo soccorso e intervento rapido   105

  Comunicare con il team medico in caso di emergenza   107

Capitolo 13: Prevenzione in reumatologia   111

  Sensibilizzazione ed educazione alla prevenzione   112

  Programmi di prevenzione per gruppi a rischio   113

  Vaccinazioni e profilassi specifiche per la reumatologia   115

Capitolo 14: Istruzione e formazione in reumatologia   119

  Ruolo del formatore infermieristico   120

  Metodi e strumenti di insegnamento specifici per la reumatologia   122

  Feedback e best practice nella formazione   124

Capitolo 15: Gestione della fine della vita e cure palliative   127

    Comprendere la fase terminale delle malattie reumatiche   128

    Comunicazione con i pazienti e le famiglie   130

    Supporto emotivo e fisico durante la fase di fine vita   132

Capitolo 16: Riflessioni e prospettive per il futuro   135

    Le principali sfide future in reumatologia   136

    Il ruolo dell'infermiere in un sistema sanitario in evoluzione   138

    Importanza dell'innovazione e dell'adattabilità   140

Capitolo 17: L'infermiere e le sfide pediatriche in reumatologia   143

    Caratteristiche specifiche delle malattie reumatiche nei bambini   144

    Comunicazione e approcci specifici per la pediatria   146

    Supporto alla famiglia e integrazione scolastica   147

Capitolo 18: Malattie rare e poco conosciute in reumatologia   151

    Riconoscere i sintomi atipici   152

L'importanza della ricerca e dei casi di studio — 153

Accompagnare e sostenere i pazienti con malattie rare — 155

Capitolo 19: Terapie innovative in reumatologia — 159

Progressi farmacologici e biotecnologici — 160

Integrare la medicina alternativa e complementare — 161

Partecipazione alle sperimentazioni cliniche: ruolo e responsabilità — 163

Capitolo 20: Gestione delle co-morbilità — 167

Identificare e monitorare le comorbidità comuni — 168

L'approccio olistico dell'infermiere: oltre la reumatologia — 170

Collaborazione interdisciplinare per un'assistenza completa — 171

Capitolo 21: Reti di assistenza e percorsi sanitari — 175

Navigare nel sistema sanitario — 176

Il ruolo centrale dell'infermiere nel coordinamento dell'assistenza — 177

Collaborazione con strutture di riabilitazione, centri specializzati e altri. — 179

Capitolo 22: Prospettive internazionali — 181

La pratica infermieristica in reumatologia nel mondo   182

Scambi e formazione all'estero   183

Collaborazione internazionale e iniziative di salute globale   185

Capitolo 23: Prepararsi al futuro: tendenze e innovazioni   189

Nuove tecnologie in reumatologia   190

Ricerca e sviluppi nell'assistenza   191

Formazione continua: l'importanza della formazione post-laurea   193

Capitolo 24: Conclusione   195

Riflessione sulla carriera dell'infermiere di reumatologia   196

Incoraggiamento e prospettive per gli infermieri alle prime armi   197

Glossario dei termini medici   200

Ulteriori letture e risorse   203

Strumenti di valutazione e griglie di osservazione   207

« *Il reparto di reumatologia: curare l'architettura del corpo umano.* »

Capitolo 1

INTRODUZIONE ALLA REUMATOLOGIA

Definizione e breve storia reumatologia

La reumatologia è essenzialmente lo studio del dolore e delle malattie che colpiscono il sistema muscolo-scheletrico. Questo comprende articolazioni, legamenti, ossa, muscoli e tendini. Ma per comprendere davvero la profondità di questa specialità, dobbiamo viaggiare indietro nel tempo per esplorare le sue origini e la sua evoluzione.

La storia della reumatologia affonda le sue radici nell'antichità. Le prime tracce di interesse per le malattie articolari risalgono alle antiche civiltà di Egitto, Grecia e Roma. I testi medici egiziani, come il papiro Ebers del 1500 a.C., contengono già descrizioni di dolori articolari e ricette di rimedi per trattarli. Ippocrate, spesso considerato il padre della medicina, scrisse di malattie articolari e menzionò persino tecniche di esame e di trattamento che, sebbene primitive, mostrano una prima comprensione della biomeccanica.

Con l'avvento del Medioevo e del Rinascimento, la medicina subì profondi cambiamenti. Le malattie articolari, in particolare la gotta, erano ben documentate, riflettendo la crescente preoccupazione della società per le condizioni reumatiche. Le rappresentazioni artistiche dell'epoca mostrano anche persone che soffrono di deformità articolari, suggerendo casi di artrite reumatoide.

La nascita della reumatologia come specialità medica distinta, tuttavia, si è cristallizzata durante il XIX e il XX secolo. I progressi tecnologici, in particolare nel campo della radiografia, hanno offerto ai medici un mezzo per esaminare in dettaglio l'interno delle articolazioni umane, rivoluzionando la diagnosi e la comprensione delle malattie reumatiche. Allo stesso tempo, la ricerca medica ha gradualmente identificato i processi infiammatori alla base di molte condizioni reumatiche, aprendo la strada a trattamenti più mirati ed efficaci.

Oggi la reumatologia è una specialità medica sofisticata, dotata di strumenti diagnostici e terapeutici avanzati. Affronta una gamma impressionante di malattie, dalle forme comuni di osteoartrite alle complesse malattie autoimmuni come il lupus eritematoso sistemico. Dietro ogni innovazione, ogni trattamento, c'è l'eco di migliaia di anni di storia, curiosità e determinazione ad alleviare la sofferenza umana.

L'importanza del ruolo dell'infermiere in reumatologia

Gli infermieri, una figura centrale nel mondo medico, sono di particolare importanza in reumatologia. La loro posizione unica, all'incrocio tra la pratica clinica, l'educazione del paziente e la ricerca, li rende un anello essenziale nella gestione delle malattie muscoloscheletriche.

Le condizioni reumatologiche, che spesso sono croniche, possono avere un impatto importante sulla qualità di vita dei pazienti. A volte sono accompagnate da dolore persistente, mobilità ridotta e persino disabilità significativa. In questo contesto, gli infermieri non si limitano a somministrare l'assistenza, ma diventano anche supporto emotivo, educatori e talvolta anche confidenti per i pazienti. Sono la prima linea di ascolto e di empatia di fronte al disagio delle persone colpite.

L'educazione è un'altra parte importante del ruolo dell'infermiere reumatologo. Istruisce i pazienti sulla natura della loro malattia, sui trattamenti disponibili e sui modi migliori per gestire i sintomi giorno per giorno. Questa educazione è di importanza cruciale, in quanto consente ai pazienti di comprendere meglio la loro condizione, di aderire al trattamento e quindi di migliorare la prognosi a lungo termine. I consigli forniti possono spaziare dalla semplice gestione del dolore alle raccomandazioni sull'esercizio fisico adatto o sulle tecniche di rilassamento.

Inoltre, la complessità dei trattamenti reumatologici, che siano farmaci orali, iniezioni o altre forme di terapia, richiede una maggiore vigilanza. Gli infermieri assicurano che i trattamenti siano eseguiti correttamente, che siano ben tollerati e spesso sono i primi a rilevare eventuali effetti collaterali o complicazioni.

Oltre a fornire assistenza e formazione, gli infermieri di reumatologia sono anche coinvolti nella ricerca clinica. Le innovazioni terapeutiche sono costanti in questo campo, per cui svolgono un ruolo attivo nella valutazione di nuovi approcci, lavorando a stretto contatto con team multidisciplinari.

L'infermiere di reumatologia è molto più di un semplice fornitore di cure. È un pilastro centrale nel percorso di cura del paziente, un alleato nella lotta contro la malattia e un attore chiave nei progressi medici del settore. La loro capacità di combinare abilità tecniche, capacità di ascolto e competenza li rende una risorsa inestimabile nella gestione completa e umana delle malattie reumatologiche.

Miti e realtà : demistificare la pratica

La reumatologia, come molti campi medici, è circondata da miti e malintesi che possono offuscare la vera comprensione della specialità e delle sue implicazioni. Sfatare questi miti è fondamentale, perché non solo aiuta a informare correttamente i pazienti, ma anche a guidarli verso le migliori opzioni terapeutiche. Ecco alcuni miti comuni e le realtà che li contraddicono.

Mito 1: La reumatologia è solo per gli anziani.
Realtà: le malattie reumatiche possono colpire chiunque, indipendentemente dall'età. Sebbene alcune condizioni, come l'osteoartrite, siano più comuni nelle persone anziane, altre, come l'artrite reumatoide o il lupus, possono manifestarsi in qualsiasi fase della vita, anche nei bambini.

Mito 2: I dolori articolari sono solo una normale conseguenza dell'invecchiamento.
Realtà: Mentre lievi dolori e rigidità possono verificarsi con l'età, un dolore intenso o persistente non è mai 'normale'. Può essere un segno di una condizione sottostante che richiede una valutazione e un trattamento appropriati.

Mito 3: I farmaci per le condizioni reumatologiche sono più pericolosi delle condizioni stesse.
Realtà: Sebbene alcuni farmaci abbiano effetti collaterali, in genere vengono prescritti dopo un'attenta valutazione del rapporto beneficio/rischio. Inoltre, sono stati fatti molti progressi nello sviluppo di farmaci mirati ed efficaci, con profili di sicurezza migliorati.

Mito 4: L'esercizio fisico peggiora le condizioni reumatiche.
Realtà: Sebbene sia essenziale evitare attività che esercitano una pressione eccessiva sulle articolazioni colpite, un esercizio fisico appropriato può effettivamente migliorare la mobilità, rafforzare i muscoli e ridurre il dolore. Un fisioterapista o un esperto di riabilitazione può guidare i pazienti attraverso esercizi appropriati.

Mito 5: Le diete possono 'curare' le malattie reumatiche.
Realtà: Sebbene una dieta equilibrata possa aiutare a gestire i sintomi e a sostenere la salute generale, nessuna dieta può 'curare' la malattia reumatica. È fondamentale

diffidare di affermazioni non comprovate e consultare sempre un medico prima di apportare modifiche importanti alla propria dieta.

Sfatando questi e altri miti, possiamo informare meglio i pazienti e il pubblico in generale. La reumatologia è una specialità complessa, ma con una comunicazione chiara e un'educazione adeguata, possiamo garantire che tutti comprendano la verità dietro le idee ricevute e prendano decisioni informate sulla loro salute.

Capitolo 2

ANATOMIA
E
FISIOLOGIA
MUSCOLOSCHELETRICA

Ossa e articolazioni: Un'introduzione

Quando pensiamo al corpo umano, l'immagine che spesso ci viene in mente è quella della pelle, dei muscoli e degli organi. Tuttavia, sotto questi strati si nascondono le strutture fondamentali che sostengono, proteggono e permettono i nostri movimenti quotidiani: le ossa e le articolazioni.

Ossa: la spina dorsale del corpo
Le ossa sono strutture rigide ma vive che costituiscono lo scheletro, l'ossatura del nostro corpo. La loro composizione è principalmente minerale, che conferisce loro solidità, ma sono anche irrigate dai vasi sanguigni e si rinnovano costantemente. Abbiamo un totale di 206 ossa, dal piccolo ossicino nell'orecchio interno al femore, l'osso più lungo della coscia.

Le ossa svolgono diverse funzioni essenziali:
> **Sostegno:** forniscono sostegno al corpo, aiutando a mantenere la nostra forma e la nostra postura.
> **Protezione:** avvolgono e proteggono i nostri organi vitali. Ad esempio, il cranio protegge il cervello, mentre la gabbia toracica protegge il cuore e i polmoni.
> **Movimento:** in associazione con i muscoli, le ossa consentono una varietà di movimenti.
> **Conservazione:** immagazzinano minerali essenziali come il calcio e il fosforo.
> **Formazione di cellule del sangue:** il midollo osseo è il luogo di nascita delle nuove cellule del sangue.

Le articolazioni: il crocevia del movimento
Dove due ossa si incontrano, troviamo un'articolazione. È grazie a queste strutture che possiamo muoverci, girare, piegarci, allungarci o fare perno. Le articolazioni sono circondate e protette da una capsula sinoviale e spesso

sono rinforzate da legamenti. L'interno dell'articolazione è rivestito da una cartilagine liscia che permette alle ossa di scivolare l'una sull'altra con il minimo attrito.

Esistono diversi tipi di articolazioni, a seconda della loro mobilità:

Fibroso: immobile, come le suture del cranio.

Cartilagineo: leggermente mobile, come i dischi tra le vertebre.

Sinoviale: libera di muoversi e la più comune, come le articolazioni del ginocchio o della spalla.

Nel corso della vita, le ossa e le articolazioni possono essere soggette a una serie di malattie, lesioni e condizioni. Artrite, osteoporosi e fratture sono solo alcuni esempi delle sfide che queste strutture possono affrontare. Pertanto, mantenerle, proteggerle e comprenderle è fondamentale per una vita sana e attiva. Conoscendo meglio le ossa e le articolazioni, possiamo apprezzare meglio il genio architettonico e la complessità del corpo umano.

Muscoli, tendini e legamenti

Ogni movimento che facciamo, che sia afferrare un oggetto, correre o semplicemente respirare, è il risultato di una complessa interazione tra muscoli, tendini e legamenti. Queste strutture, pur avendo funzioni e caratteristiche distinte, lavorano in sinergia per garantire la mobilità e la stabilità del nostro corpo.

Muscoli: i motori del movimento

I muscoli sono tessuti molli specializzati che si contraggono per produrre il movimento. Sono costituiti da fibre muscolari, che possono essere controllate volontariamente o involontariamente. Esistono tre tipi principali di muscoli:

Muscoli scheletrici: volontari e striati, sono responsabili della maggior parte dei movimenti corporei che compiamo, come camminare o sollevare un oggetto.

Muscoli lisci: involontari e non striati, si trovano negli organi interni come lo stomaco, l'intestino e i vasi sanguigni.

Muscoli cardiaci: involontari e striati, costituiscono il cuore e gli permettono di contrarsi ritmicamente.

Tendini: collegamenti muscolo-scheletrici

I tendini sono fasce o corde di tessuto connettivo forte che collegano i muscoli alle ossa. Sono composti principalmente da collagene, che li rende forti e flessibili. I tendini trasmettono la forza generata dalla contrazione muscolare, consentendo alle ossa di muoversi.

Legamenti: stabilizzatori delle articolazioni

A differenza dei tendini, i legamenti collegano le ossa tra loro in corrispondenza delle articolazioni. Queste strutture elastiche, anch'esse ricche di collagene, forniscono stabilità e forza alle articolazioni, pur consentendo un certo grado di flessibilità. Svolgono un ruolo essenziale nel prevenire movimenti eccessivi che potrebbero danneggiare l'articolazione.

Muscoli, tendini e legamenti sono soggetti a lesioni e malattie. Strappi muscolari, tendiniti o distorsioni dei legamenti sono comuni, soprattutto tra gli sportivi o tra coloro che si impegnano in uno sforzo fisico intenso. La riabilitazione richiede spesso un approccio combinato, che prevede riposo, fisioterapia e, talvolta, intervento chirurgico.

È affascinante vedere fino a che punto queste strutture separate ma interdipendenti lavorano insieme armoniosamente per permetterci di muoverci. Ogni passo che facciamo, ogni oggetto che solleviamo, ogni movimento, per quanto banale, è il risultato di questa sinfonia corporea orchestrata da muscoli, tendini e legamenti. Rispettare e curare questi elementi è essenziale per mantenere una mobilità ottimale per tutta la vita.

Le patologie più comuni in reumatologia

La reumatologia è una specialità medica che si concentra sulla diagnosi e sul trattamento delle malattie e dei disturbi di ossa, articolazioni, muscoli, tendini e legamenti. Queste malattie, spesso croniche, possono causare dolore, rigidità e limitazioni di movimento. Ecco una panoramica delle condizioni più comuni riscontrate in reumatologia.

1. Osteoartrite
L'osteoartrite è una malattia degenerativa delle articolazioni che deriva dal progressivo deterioramento della cartilagine. Può colpire qualsiasi articolazione, ma più comunemente colpisce le ginocchia, le anche, la colonna vertebrale e le mani. I sintomi includono dolore, rigidità e mobilità ridotta.

2. Artrite reumatoide (RA)
La RA è una malattia infiammatoria autoimmune che attacca principalmente le articolazioni, causandone l'infiammazione. Le articolazioni delle mani e dei piedi sono generalmente le più colpite. La RA può colpire anche altri organi, come i polmoni o gli occhi.

3. Spondilite anchilosante
Si tratta di una forma di artrite infiammatoria che colpisce principalmente la colonna vertebrale. Può portare alla fusione di alcune vertebre, riducendo la mobilità della colonna vertebrale.

4. Lupus eritematoso sistemico
Il lupus è una malattia autoimmune che può colpire molti organi, comprese le articolazioni. I sintomi vanno dalle eruzioni cutanee al dolore articolare.

5. Osteoporosi

L'osteoporosi è una condizione caratterizzata da una riduzione della densità ossea, che rende le ossa più fragili e più soggette a fratture facili.

6. Gotta

Questa condizione è causata dall'accumulo di cristalli di urato di sodio nelle articolazioni, in genere a causa di livelli elevati di acido urico nel sangue. Provoca episodi di dolore improvviso e intenso, di solito nell'alluce.

7. Tendinite e borsite

La tendinite è un'infiammazione dei tendini, mentre la borsite è un'infiammazione delle borse, le piccole sacche piene di liquido che riducono l'attrito tra i tendini e le ossa.

8. Fibromialgia

Si tratta di una sindrome caratterizzata da dolori muscolari diffusi, punti sensibili specifici e spesso stanchezza persistente.

9. Sindrome del tunnel carpale

Causata dalla compressione del nervo mediano al polso, provoca dolore, intorpidimento e debolezza alla mano e alle dita.

10. Malattia di Paget dell'osso

Si tratta di un disturbo del rimodellamento osseo che porta a ossa deformate e fragili.

La gestione di queste condizioni richiede spesso un approccio multidisciplinare, che combina farmaci, fisioterapia, educazione del paziente e, in alcuni casi, chirurgia. L'obiettivo è sempre quello di ridurre il dolore, migliorare la funzionalità e rallentare o arrestare la progressione della malattia. I progressi della reumatologia hanno portato a notevoli miglioramenti nella qualità di vita dei pazienti affetti da queste patologie.

Capitolo 3

RUOLI SPECIFICI DELL'INFERMIERA REUMATOLOGICA

Comunicazione con il paziente e istruzione

La comunicazione con i pazienti è una parte essenziale della pratica medica, soprattutto in reumatologia, dove molte condizioni sono croniche e richiedono una gestione a lungo termine. Non si tratta solo di trasmettere informazioni, ma anche di stabilire un rapporto di fiducia, sostenere i pazienti e incoraggiare la loro autonomia.

L'importanza dell'ascolto

Innanzitutto, è fondamentale ascoltare il paziente. Questo ci permette di capire non solo i sintomi fisici, ma anche le preoccupazioni, le aspettative e le esigenze del paziente. L'ascolto attivo ed empatico crea uno spazio sicuro per i pazienti, dove si sentono apprezzati e compresi.

Comunicare informazioni chiare

Di fronte a una diagnosi o a un trattamento, i pazienti possono sentirsi sopraffatti o confusi. È quindi essenziale fornire informazioni accurate, comprensibili e personalizzate per ogni paziente. Diagrammi, opuscoli o video possono essere strumenti preziosi per facilitare la comprensione.

Educazione terapeutica

L'obiettivo dell'educazione terapeutica è aiutare i pazienti ad acquisire o mantenere le competenze necessarie per gestire la vita con una malattia cronica nel modo più efficace possibile. In reumatologia, questo può includere :

- Informazioni sulla malattia e sulla sua progressione.
- Consigli sui farmaci, i loro effetti collaterali e la loro somministrazione.
- Tecniche per gestire il dolore e la rigidità.
- Esercizi fisici specifici o raccomandazioni per l'attività fisica.
- Strategie per gestire lo stress e l'ansia associati alla malattia.

Incoraggiare l'autogestione

L'obiettivo della comunicazione e dell'educazione è incoraggiare i pazienti a diventare protagonisti attivi della propria salute. Fornendo loro gli strumenti e le conoscenze necessarie, li aiutiamo a prendere decisioni informate, a seguire il trattamento e ad adottare comportamenti benefici per la salute.

Prendere in considerazione i bisogni emotivi

Le malattie reumatologiche, a causa della loro natura spesso cronica, possono avere un impatto emotivo significativo. È quindi fondamentale riconoscere e affrontare questi aspetti durante le consultazioni. Offrire un supporto psicologico o indirizzare i pazienti a gruppi di sostegno può essere utile.

Lavorare con altri professionisti

L'assistenza reumatologica è spesso multidisciplinare. Lavorare in collaborazione con altri professionisti della salute (fisioterapisti, psicologi, terapisti occupazionali) può migliorare la comunicazione e l'educazione del paziente.

In conclusione, una comunicazione efficace e un'educazione terapeutica di alta qualità sono al centro dell'assistenza reumatologica. Rafforzano il legame tra paziente e curante, migliorano l'aderenza al trattamento e hanno un impatto positivo sulla qualità di vita del paziente. Si tratta di un approccio olistico che tiene conto non solo dei sintomi fisici, ma anche delle esigenze emotive, psicologiche e sociali del paziente.

Somministrazione e monitoraggio del trattamento

La somministrazione e il monitoraggio dei trattamenti sono fasi cruciali nella gestione dei pazienti reumatologici. Dato che la maggior parte delle malattie reumatologiche sono croniche, garantire una somministrazione adeguata e un monitoraggio rigoroso è essenziale per ottimizzare l'efficacia del trattamento e ridurre al minimo il rischio di effetti collaterali.

1. Comprendere il trattamento

Prima di somministrare un trattamento, è essenziale comprendere il suo meccanismo d'azione, le sue indicazioni e controindicazioni e i suoi potenziali effetti collaterali. Questo è particolarmente vero in reumatologia, dove i trattamenti possono variare da semplici antinfiammatori a immunosoppressori o bioterapie.

2. Educazione del paziente

Il primo passo verso una somministrazione efficace è quello di educare i pazienti al trattamento:

Come e quando prendere il farmaco?

Quali sono gli effetti attesi?

Quali sono i potenziali effetti collaterali?

Come deve essere conservato il farmaco?

3. Aderenza al trattamento

Una delle principali barriere al trattamento efficace è la non aderenza. Il monitoraggio regolare, l'ascolto delle preoccupazioni dei pazienti e l'adeguamento del trattamento, se necessario, possono migliorare l'aderenza.

4. Monitoraggio degli effetti collaterali

I trattamenti reumatologici possono avere effetti collaterali, da lievi a gravi. Un monitoraggio regolare consente di individuarli precocemente e di adeguare il trattamento di conseguenza.

5. Interazioni farmacologiche

I pazienti reumatologici assumono spesso diversi farmaci. Un attento monitoraggio delle interazioni farmacologiche è fondamentale per evitare effetti avversi.

6. Esami di follow-up

Alcuni trattamenti richiedono esami regolari per monitorare il loro impatto sull'organismo. Ad esempio, esami del sangue regolari per monitorare la funzionalità epatica o renale, o radiografie per valutare la progressione di una patologia.

7. Aggiustamenti del trattamento

A seconda della risposta del paziente o della comparsa di effetti collaterali, potrebbe essere necessario modificare il trattamento. Ciò può includere la modifica della dose, l'aggiunta di un altro farmaco o il cambio del farmaco.

8. Supporto emotivo e psicologico

La gestione di una malattia cronica può essere emotivamente difficile per il paziente. Fornire un sostegno emotivo e, se necessario, indirizzare il paziente a un supporto psicologico può essere una parte essenziale del follow-up.

9. Lavoro di squadra

La somministrazione e il monitoraggio dei trattamenti reumatologici spesso traggono vantaggio da un approccio di squadra. La collaborazione con farmacisti, infermieri specializzati, fisioterapisti, terapisti occupazionali e altri professionisti può arricchire il monitoraggio e migliorare i risultati dei pazienti.

In breve, la somministrazione e il monitoraggio del trattamento in reumatologia sono più che la semplice prescrizione di farmaci. È un processo dinamico che richiede una comunicazione continua con il paziente, un monitoraggio attento e un approccio incentrato sul benessere generale del paziente.

Tecniche di cura specifiche in reumatologia

Come specialità medica, la reumatologia ha una propria serie di tecniche per la diagnosi, il trattamento e la gestione dei disturbi muscolo-scheletrici. Queste tecniche, adattate alle caratteristiche specifiche di ogni patologia, sono essenziali per la pratica clinica e per il benessere dei pazienti.

1. Tecniche diagnostiche

Radiologia convenzionale: spesso è la prima linea di indagine per visualizzare le articolazioni e le ossa. Può identificare segni di osteoartrite, fratture o altre anomalie.

RM (Risonanza Magnetica): Fornisce un'immagine dettagliata dei tessuti molli, come cartilagine, tendini e legamenti, consentendo di diagnosticare lesioni o infiammazioni.

Ecografia muscoloscheletrica: utilizza gli ultrasuoni per visualizzare le strutture articolari ed è particolarmente utile per guidare gli interventi come le infiltrazioni.

Analisi del liquido sinoviale: prelevando il liquido da un'articolazione gonfia, si possono analizzare i suoi componenti per aiutare a diagnosticare malattie come la gotta o un'infezione.

2. Tecniche di trattamento

Infiltrazione: La somministrazione diretta di corticosteroidi o altri farmaci in un'articolazione per ridurre l'infiammazione e il dolore. Viene spesso utilizzata per gli attacchi acuti di artrite.

Sinoviectomia: procedura chirurgica in cui il rivestimento infiammatorio di un'articolazione viene rimosso per ridurre il dolore e migliorare la funzionalità.

Onde d'urto: una tecnica non invasiva che utilizza le onde acustiche per trattare il dolore, in particolare in condizioni come la tendinopatia.

3. Tecniche di riabilitazione e fisioterapia

Mobilizzazione articolare: movimenti delicati per migliorare la mobilità e ridurre la rigidità articolare.

Rafforzamento muscolare: esercizi specifici per rafforzare i muscoli intorno all'articolazione, stabilizzando l'articolazione e riducendo il dolore.

Terapia manuale: tecniche manuali per migliorare la mobilità e la funzionalità di un'articolazione.

Elettroterapia: l'uso di correnti elettriche per stimolare i muscoli o ridurre il dolore.

Idroterapia: esercizi in acqua per mobilizzare le articolazioni con meno dolore grazie al galleggiamento.

4. Tecniche di educazione e prevenzione

Workshop educativi: sessioni in cui i pazienti imparano a conoscere la loro malattia, a gestire i sintomi e a migliorare la loro qualità di vita.

Ortesi e ausili: l'uso di dispositivi per sostenere un'articolazione, ridurre il dolore o migliorare la funzione.

In reumatologia, l'assistenza non si limita alla diagnosi o al trattamento dei sintomi. Si tratta di un approccio olistico che mira a migliorare la qualità di vita del paziente, a ripristinare la mobilità e a ridurre il dolore. Le tecniche utilizzate sono personalizzate in base alla patologia, alle esigenze e agli obiettivi di ciascun paziente.

Collaborazione interprofessionale

La gestione delle condizioni reumatologiche richiede spesso un approccio interdisciplinare, facendo appello a diverse competenze professionali per fornire un'assistenza completa al paziente. Questa collaborazione interprofessionale è fondamentale per massimizzare l'efficacia del trattamento e garantire una qualità di vita ottimale al paziente.

1. Giocatori che collaborano

Reumatologi: medici specialisti che diagnosticano, trattano e monitorano i pazienti affetti da malattie reumatologiche.

Infermieri di reumatologia: forniscono assistenza diretta, educano i pazienti, somministrano trattamenti e fungono da collegamento tra il paziente e il team sanitario.

Fisioterapisti: Intervengono per migliorare la mobilità, la forza e la resistenza attraverso esercizi adattati e tecniche manuali.

Terapisti occupazionali: Aiutano i pazienti ad adattare il loro ambiente, ad apprendere le tecniche per minimizzare il dolore e ad utilizzare gli ausili per svolgere le attività quotidiane.

Farmacisti: consigliano la somministrazione dei farmaci, monitorano le interazioni farmacologiche e rispondono alle preoccupazioni dei pazienti sul loro trattamento.

Psicologi/psichiatri: offrono supporto per gli aspetti emotivi e mentali della malattia cronica, aiutando i pazienti a gestire lo stress, l'ansia o la depressione.

Dietisti: consigliano ai pazienti un'alimentazione appropriata per gestire la loro malattia e sostenere una buona salute generale.

2. Vantaggi della collaborazione interprofessionale

Assistenza olistica: ogni professionista apporta una competenza specifica, offrendo un approccio olistico alla cura del paziente.

Comunicazione fluida: I membri del team comunicano regolarmente per condividere informazioni, osservazioni e raccomandazioni sul paziente.

Ottimizzare le risorse: lavorando insieme, il team può evitare duplicazioni e fare un uso efficiente delle risorse disponibili.

Maggiore supporto al paziente: Il paziente ha accesso a una rete di supporto estesa, che può migliorare l'aderenza al trattamento e la soddisfazione del paziente.

3. Sfide della collaborazione interprofessionale

Coordinamento: garantire una comunicazione regolare ed efficace tra tutti i membri può essere una sfida, soprattutto quando il team è disperso.

Prospettive diverse: ogni professione ha una propria prospettiva e una propria serie di priorità, che a volte possono portare a controversie o incomprensioni.

Limitazioni delle risorse: le risorse, come il tempo o i fondi, possono essere limitate, il che può ostacolare la collaborazione.

La collaborazione interprofessionale in reumatologia è una parte essenziale per fornire ai pazienti un'assistenza completa e adeguata. Per essere efficace e di successo, richiede coordinamento, comunicazione e rispetto reciproco tra i diversi professionisti.

Capitolo 4

GESTIONE DELLE MALATTIE REUMATICHE COMUNI

Artrite reumatoide : cure e interventi

L'artrite reumatoide (RA) è una malattia cronica autoimmune che colpisce principalmente le articolazioni, causando infiammazione, dolore e, infine, deformità. La sua gestione richiede la collaborazione tra diversi professionisti per offrire un trattamento completo volto a ridurre i sintomi, rallentare la progressione della malattia e migliorare la qualità della vita.

1. Valutazione iniziale

Anamnesi ed esame clinico: raccolta dei sintomi, anamnesi medica e familiare, valutazione della mobilità e del dolore.

Esami del sangue: per rilevare i marcatori dell'infiammazione e gli anticorpi specifici della RA.

Imaging: radiografie, risonanza magnetica o ecografie per valutare l'entità del danno articolare e la progressione della malattia.

2. Trattamento farmacologico

Farmaci antinfiammatori non steroidei (FANS): per ridurre il dolore e l'infiammazione.

Corticosteroidi: usati temporaneamente per controllare le riacutizzazioni infiammatorie.

Farmaci antireumatici modificanti la malattia (DMARD): Come il metotrexato, sono il pilastro del trattamento dell'AR e agiscono per rallentare la progressione della malattia.

Bioterapie: farmaci che mirano specificamente a determinate molecole coinvolte nell'infiammazione, come gli anti-TNF.

3. Interventi non farmacologici

Fisioterapia: esercizi adattati per mantenere o migliorare la mobilità, rafforzare i muscoli e ridurre il dolore.

Terapia occupazionale: consigli e adattamenti per proteggere le articolazioni durante le attività quotidiane, nonché l'uso di ortesi per sostenere le articolazioni.

Educazione terapeutica: informare i pazienti sulla loro malattia, sui trattamenti e su come gestire al meglio i sintomi giorno per giorno.

Psicoterapia: offrire un supporto per gestire lo stress, l'ansia, la depressione o altre sfide emotive associate alla malattia.

4. Intervento chirurgico

Per i pazienti con danni articolari gravi:

Sinoviectomia: rimozione del rivestimento infiammatorio dell'articolazione.

Artroplastica: sostituzione di un'articolazione danneggiata con una protesi.

Osteotomia: riallineamento delle ossa per ridurre il dolore e migliorare la funzionalità.

5. Assistenza completa

Nutrizione: consigli alimentari per mantenere un peso sano e sostenere la salute generale.

Smettere di fumare: il fumo può peggiorare l'AR, quindi è consigliabile smettere.

Gestione del dolore: le tecniche di rilassamento, l'agopuntura e altre terapie complementari possono aiutare a gestire il dolore.

La gestione dell'artrite reumatoide è un processo continuo e multidimensionale, che richiede un approccio personalizzato. Con un intervento precoce, una stretta collaborazione tra diversi professionisti e il coinvolgimento attivo del paziente, è possibile gestire questa malattia in modo efficace e offrire ai pazienti una migliore qualità di vita.

Spondilite anchilosante

La spondilite anchilosante (AS) è una malattia reumatica infiammatoria che colpisce principalmente la colonna vertebrale e il bacino. Provoca dolore e rigidità e, nei casi avanzati, può portare alla fusione delle vertebre, limitando gravemente la mobilità. La gestione della SA richiede un approccio multidisciplinare per affrontare non solo i sintomi, ma anche l'impatto emotivo e sociale della malattia.

1. Comprendere la malattia

   Eziologia e patogenesi: origini genetiche, ruolo del sistema immunitario e processo infiammatorio.

   Sintomi clinici: dal dolore lombare insidioso alla rigidità spinale e ad altre manifestazioni extra-articolari.

   Diagnosi: criteri clinici, radiologici e biologici.

2. Trattamenti farmacologici

   Farmaci antinfiammatori non steroidei (FANS): alleviano il dolore e riducono l'infiammazione.

   Farmaci antireumatici modificanti la malattia (DMARD): Come la sulfasalazina, utilizzata per i sintomi periferici.

   Bioterapie: farmaci biologici, come gli inibitori del TNF-alfa, che mirano a molecole specifiche coinvolte nell'infiammazione.

   Farmaci per il dolore: analgesici e altri farmaci per la gestione del dolore.

3. Approcci terapeutici non farmacologici

   Fisioterapia: sessioni di stretching, rafforzamento e mobilità per mantenere una funzionalità ottimale e prevenire la deformità.

   Idroterapia: esercizi in acqua per migliorare la mobilità e ridurre il dolore.

Terapia occupazionale: aiutare ad adattare le attività quotidiane per ridurre il dolore e mantenere l'indipendenza.

Educazione terapeutica: comprendere la malattia, aderire al trattamento e adottare comportamenti sani.

4. Aspetti psicosociali

Supporto psicologico: gestire lo stress, le emozioni e le sfide associate a una malattia cronica.

Reti di supporto: gruppi di supporto, forum online e associazioni di pazienti.

Adattamenti al lavoro: adattamenti ergonomici, lavoro terapeutico a tempo parziale, riqualificazione professionale.

5. Vivere quotidianamente con l'AS

Attività fisica: l'importanza di uno stile di vita attivo per la salute articolare e generale.

Alimentazione: una dieta equilibrata per sostenere la salute generale e possibilmente ridurre l'infiammazione.

Gestione del sonno: strategie per un sonno riposante nonostante il dolore.

La gestione della spondilite anchilosante richiede una comprensione approfondita della malattia, una stretta collaborazione tra diversi professionisti sanitari e il coinvolgimento attivo del paziente. Grazie a questi elementi, è possibile gestire i sintomi, rallentare la progressione della malattia e ottimizzare la qualità della vita.

Osteoartrite

L'osteoartrite è una malattia degenerativa delle articolazioni che colpisce la qualità della cartilagine. A differenza delle malattie autoimmuni come l'artrite reumatoide, l'osteoartrite è legata all'usura, all'età e a una serie di fattori di rischio modificabili e non modificabili. Provoca dolore, rigidità e perdita di mobilità, con un impatto sulla qualità di vita delle persone colpite.

1. Capire l'osteoartrite

   Anatomia e fisiologia dell'articolazione: struttura della cartilagine, della sinovia e dell'osso.

   Patogenesi dell'osteoartrite: processo di degradazione della cartilagine e reazione ossea sottostante.

   Fattori di rischio: età, genetica, sovrappeso, attività fisica intensa, traumi, ecc.

2. Sintomi e diagnosi

   Manifestazioni cliniche: dolore meccanico, rigidità mattutina, screpolature, deformità.

   Mezzi diagnostici: radiografie, risonanza magnetica, valutazione clinica.

   Differenziazione da altre malattie: Distinguere l'osteoartrite da altre condizioni reumatologiche.

3. Gestione farmacologica dell'osteoartrite

   Analgesici: paracetamolo, farmaci antinfiammatori non steroidei (FANS), ecc.

   Trattamenti topici: creme e gel a base di FANS.

   Iniezioni intra-articolari: acido ialuronico, corticosteroidi.

4. Interventi non farmacologici

   Fisioterapia: esercizi di rafforzamento, stretching e mobilizzazione.

   Perdita di peso: se necessario, per ridurre la pressione sulle articolazioni portanti.

   Ortesi e ausili tecnici: bastoni, plantari, ortesi per mani o ginocchia.

   Tecniche complementari: agopuntura, chiropratica, massaggio.

5. Interventi chirurgici

   Artroscopia: pulizia chirurgica dell'articolazione.

Osteotomia: riallineamento chirurgico per correggere le deformità.

Artroplastica: sostituzione totale o parziale di un'articolazione (ad esempio, protesi dell'anca o del ginocchio).

6. Vivere con l'osteoartrite

Autogestione del dolore: tecniche di rilassamento, gestione dello stress.

Alimentazione: dieta equilibrata, integratori alimentari (glucosamina, condroitina).

Mantenersi fisicamente attivi: scegliere attività appropriate, come il nuoto o la bicicletta.

Gestione delle emozioni: supporto psicologico, gruppi di discussione.

Sebbene l'osteoartrite sia una malattia degenerativa, non è inevitabile. Con una comprensione informata della malattia, un trattamento adeguato, scelte di vita sane e un atteggiamento proattivo, è del tutto possibile convivere con l'osteoartrite, minimizzandone l'impatto e mantenendo una qualità di vita soddisfacente.

Lupus eritematoso sistemico

Il lupus eritematoso sistemico, più comunemente conosciuto come lupus, è una complessa malattia autoimmune in cui il sistema immunitario del corpo attacca i tessuti sani. Può colpire molti organi e la sua manifestazione è molto varia, rendendo spesso la diagnosi e la gestione del lupus particolarmente complicata. Tuttavia, un approccio multidimensionale può consentire ai pazienti di gestire la malattia in modo efficace e migliorare la loro qualità di vita.

1. Capire i LED

   Patogenesi: i meccanismi immunitari coinvolti nell'autoaggressione.

   Fattori scatenanti e di rischio: esposizione ambientale, genetica, ormoni e infezioni.

2. Sintomi e diagnosi

   Manifestazioni cliniche: eruzioni cutanee, affaticamento, dolori articolari, febbre, danni renali e altro ancora.

   Criteri diagnostici: combinazione di sintomi, esami del sangue e biopsie.

3. Trattamenti per il lupus

   Farmaci antinfiammatori: FANS per gestire il dolore e l'infiammazione.

   Antimalarici: Come l'idrossiclorochina, spesso utilizzata per i sintomi cutanei e articolari.

   Immunosoppressori: farmaci che riducono l'attività del sistema immunitario.

   Steroidi: per controllare le riacutizzazioni gravi e ridurre l'infiammazione.

4. Convivere con il lupus quotidianamente

   Gestire le riacutizzazioni: riconoscere i segnali di allarme e adattare il suo stile di vita.

   Protezione solare: evita le eruzioni cutanee e riduce al minimo i riacutizzamenti.

   Dietetica e nutrizione: adottare una dieta antinfiammatoria, gestire gli effetti collaterali dei farmaci.

5. Potenziali complicazioni

   Malattia renale: nefrite lupica e follow-up regolare.

   Problemi cardiovascolari: aumento del rischio di aterosclerosi e di malattie cardiache.

   Complicazioni durante la gravidanza: gestione preconcezionale e attento monitoraggio.

6. Aspetti emotivi e psicosociali

   Supporto psicologico: gestire lo stress, l'ansia e la depressione spesso associati alla malattia.

Reti di supporto: gruppi di sostegno, forum online e associazioni dedicate al lupus.

7. Ricerca e sviluppi futuri

Nuove terapie: Farmaci biologici e trattamenti in fase di sviluppo.

Ricerca clinica: l'importanza di partecipare a studi per far progredire la comprensione della malattia.

Il lupus eritematoso sistemico richiede un approccio completo. Richiede non solo un'adeguata gestione medica, ma anche l'educazione del paziente, affinché comprenda la sua malattia e possa prendere decisioni informate. Con il supporto e le risorse giuste, è possibile convivere con il lupus mantenendo una buona qualità di vita.

Goccia e altre artropatie microcristalline

Le artropatie microcristalline comprendono un gruppo di malattie articolari causate dalla formazione e dal deposito di cristalli nelle articolazioni e nei tessuti molli. La gotta, causata da cristalli di urato, è la più comune, ma anche altre, come la condrocalcinosi (causata da cristalli di pirofosfato di calcio), sono significative.

1. Gotta: il re delle artropatie microcristalline

Fisiopatologia: sovrapproduzione o insufficiente eliminazione di acido urico.

Fattori di rischio: dieta, genetica, farmaci, malattie concomitanti.

Sintomi caratteristici: attacchi acuti di dolore, arrossamento, calore e gonfiore, spesso nell'alluce.

2. Condrocalcinosi e altri

Capire la condrocalcinosi: formazione di cristalli di pirofosfato di calcio.

Sintomatologia: somiglianze e differenze con la gotta.

3. Diagnosi e imaging
    Esame clinico: storia degli attacchi, aree colpite.
    Imaging: raggi X, ultrasuoni, risonanza magnetica.
    Analisi del liquido sinoviale: identificazione diretta dei cristalli.
4. Trattamento della gotta
    Fase acuta: FANS, colchicina, corticosteroidi.
    Prevenzione delle crisi: allopurinolo, febuxostat.
    Consigli dietetici: eviti gli alimenti ricchi di purine e incoraggi il consumo di acqua.
5. Gestione di altre artropatie microcristalline
    Trattamento sintomatico: sollievo dal dolore, fisioterapia.
    Interventi medici: in alcuni casi, aspirazione dei cristalli, iniezioni di corticosteroidi.
6. Vivere con l'artropatia microcristallina
    Gestione delle crisi: riconoscere i primi segnali di allarme, avere un piano d'azione.
    Adattare lo stile di vita: consigli nutrizionali, mantenere l'idratazione, attività fisica adattata.
7. Recenti progressi e ricerche
    Nuovi farmaci: Approcci terapeutici che mirano a meccanismi specifici.
    Ricerca clinica: studi attuali e prospettive future.

Le artropatie microcristalline, nonostante la loro natura dolorosa, possono essere gestite con successo con una combinazione di farmaci, interventi dietetici e fisioterapia. Una conoscenza approfondita di queste malattie, unita a una gestione proattiva, consente ai pazienti di condurre una vita attiva e soddisfacente.

Capitolo 5

GESTIONE DEL DOLORE E BENESSERE

Valutazione del dolore : strumenti e tecniche

Il dolore è un sintomo complesso e soggettivo, che varia notevolmente da un individuo all'altro. Per gli operatori sanitari, la valutazione del dolore è un passo fondamentale per fornire un trattamento adeguato e migliorare la qualità di vita dei pazienti. Questa valutazione non si basa solo su una dimensione fisica, ma anche su aspetti psicologici, sociali ed emotivi.

1. La natura multifattoriale del dolore
    Tipi di dolore: acuto vs. cronico, nocicettivo vs. neuropatico, somatico vs. viscerale.
    Meccanismi di base: Comprendere i percorsi del dolore e i meccanismi d'azione.
2. Comunicazione con il paziente
    L'importanza dell'ascolto: creare un ambiente favorevole all'espressione.
    Evitare i pregiudizi: Riconoscere e superare gli stereotipi associati al dolore.
3. Strumenti di valutazione quantitativa
    Scale analogiche visive (VAS): da "nessun dolore" a "dolore insopportabile".
    Scala verbale semplice: utilizzo di termini qualitativi come "lieve", "moderato", "grave".
    Scala numerica del dolore: valutare il dolore da 0 a 10.
4. Strumenti di valutazione qualitativa
    Questionari e inventari: McGill Pain Questionnaire, Brief Pain Inventory.
    Diari del dolore: monitoraggio regolare per annotare le variazioni e i fattori scatenanti.
5. Valutazione del dolore in popolazioni specifiche
    Bambini: Scale adattate come la Faces Pain Scale-Revised.

Anziani: Si tiene conto del deterioramento cognitivo, scale semplificate.

Pazienti non comunicanti: osservazioni comportamentali, scale come PAINAD (Pain Assessment in Advanced Dementia).

6. Valutazione delle dimensioni psicologiche ed emotive

Ansia e depressione: strumenti specifici come la Hospital Anxiety and Depression Scale (HADS).

Impatto sulla qualità di vita: scale di valutazione della qualità di vita correlata alla salute.

7. Il ruolo dell'imaging e della tecnologia

Risonanza magnetica (RM): visualizzazione dell'attività cerebrale legata al dolore.

Biofeedback: utilizzare i segnali fisiologici per gestire il dolore.

8. Integrazione dei risultati e del piano d'azione

Sintesi delle informazioni: combinazione di valutazioni qualitative e quantitative.

Elaborazione di un piano di gestione: personalizzato in base alle esigenze e alle preferenze del paziente.

La valutazione del dolore richiede un approccio olistico, che tenga conto dell'esperienza individuale del paziente e delle dimensioni fisiologiche, psicologiche e sociali. Attraverso un'attenta valutazione, gli operatori sanitari possono proporre trattamenti appropriati e quindi migliorare notevolmente il benessere dei pazienti.

Tecniche farmacologiche e non farmacologici

Nel mondo della medicina moderna, è riconosciuto che il trattamento del dolore richiede un approccio multimodale. Combinando tecniche farmacologiche e non farmacologiche, gli assistenti possono offrire un'assistenza ottimale ai pazienti che soffrono di diverse condizioni di dolore.

1. Tecniche farmacologiche: capire i farmaci

Analgesici non oppioidi: Paracetamolo, FANS (farmaci antinfiammatori non steroidei).

Oppioidi: codeina, morfina, ossicodone.

Coadiuvanti: Antidepressivi, anticonvulsivanti per il dolore neuropatico.

Topici: gel, unguenti, cerotti (come il cerotto alla lidocaina).

Blocchi nervosi e infiltrazioni: Anestetici locali, corticosteroidi.

2. Tecniche non farmacologiche: la gamma degli interventi

Terapie fisiche :

Fisioterapia: mobilizzazione, stretching e rafforzamento.

Terapia del calore e del freddo: impacchi caldi o freddi, bagni.

Elettroterapia: TENS (stimolazione elettrica transcutanea dei nervi), ultrasuoni.

Terapie cognitivo-comportamentali (CBT) :

Terapia di gestione dello stress: tecniche di rilassamento, visualizzazione guidata.

Ristrutturazione cognitiva: sostituire i pensieri negativi con quelli positivi.

Interventi corpo-mente :

Agopuntura e digitopressione: stimolazione di punti specifici per alleviare il dolore.

Meditazione e mindfulness: tecniche di respirazione, concentrazione sul momento presente.

Biofeedback: imparare a controllare le funzioni corporee per ridurre il dolore.

Terapie manuali :

Massaggio terapeutico: varie tecniche per rilassare i muscoli e migliorare la circolazione.

Chiropratica e osteopatia: manipolazioni per riallineare lo scheletro e migliorare la mobilità.

Informazioni aggiuntive:

Aromaterapia: utilizzare gli oli essenziali per alleviare il dolore e lo stress.

Arte e musicoterapia: espressione creativa per il benessere.

3. Combinare le tecniche: l'assistenza personalizzata

Valutazione iniziale: determinare l'origine del dolore e le esigenze del paziente.

Piano di trattamento integrato: combinare interventi farmacologici e non farmacologici appropriati.

Rivalutazione regolare: regolare il piano di trattamento in base alla risposta del paziente.

Combinando tecniche farmacologiche con metodi non farmacologici, è possibile offrire una gestione olistica del dolore. Questo approccio riconosce la natura multifattoriale del dolore e offre ai pazienti una serie di strumenti per migliorare la loro qualità di vita.

Il ruolo dell'infermiere nella riabilitazione

La riabilitazione è un processo dinamico progettato per consentire a un individuo di recuperare o ottimizzare il proprio livello funzionale dopo una malattia, un intervento chirurgico o un infortunio. Gli infermieri sono al centro di questo processo e svolgono un ruolo essenziale nel sostenere, educare e curare i pazienti.

1. Valutazione iniziale e monitoraggio continuo

Valutare le esigenze del paziente: identificare i deficit funzionali, emotivi e sociali.

49

Monitoraggio dei progressi: Osservare e documentare i miglioramenti o le potenziali complicazioni.

Adattare il piano di cura: modificare gli interventi in base ai progressi del paziente.

2. Educazione e formazione dei pazienti

Autocura: insegnare ai pazienti come gestire i farmaci, le medicazioni e la dieta speciale.

Esercizi terapeutici: insegnare movimenti o esercizi per migliorare la mobilità e la forza.

Gestione del dolore: fornire informazioni sui metodi di gestione del dolore farmacologici e non farmacologici.

Prevenire le complicazioni: educare le persone sui segnali di allarme e sulle misure preventive.

3. Supporto psicosociale ed emotivo

Ascolto attivo: offrire ai pazienti uno spazio sicuro per esprimere le loro paure e preoccupazioni.

Rinvio alle risorse: suggerire gruppi di sostegno, terapie o professionisti specializzati.

Stimolare la motivazione: incoraggiare i pazienti a partecipare attivamente alla loro riabilitazione.

4. Coordinamento delle cure

Collaborazione interprofessionale: lavorare in team con fisioterapisti, terapisti occupazionali, psicologi, ecc.

Pianificazione della dimissione: garantire che il paziente abbia tutto il supporto necessario a casa o indirizzarlo verso strutture adeguate (centro di riabilitazione, ecc.).

Follow-up post-ospedaliero: organizzare visite di follow-up per verificare che i pazienti si adattino al loro ambiente.

5. Promuovere l'autonomia e l'indipendenza

Strategie di coping: suggerire strumenti e metodi per facilitare le attività quotidiane.

Interventi personalizzati: Adattare il piano di assistenza alle esigenze e ai desideri del paziente.

6. Aggiornamento delle conoscenze e formazione continua

Vigilanza scientifica: tenersi al passo con le ultime ricerche e innovazioni nel campo della riabilitazione.

Formazione specifica: partecipare a seminari, corsi di formazione o workshop per sviluppare le sue competenze.

Gli infermieri sono centrali nel processo di riabilitazione. Grazie alla loro competenza, all'abilità di ascoltare e alla capacità di coordinare l'assistenza, sostengono i pazienti nella loro ricerca di recupero, autonomia e benessere. La loro presenza rassicurante e le loro competenze tecniche e interpersonali li rendono un attore chiave nel processo di riabilitazione.

L'importanza dell'equilibrio tra vita professionale e personale

In un'epoca in cui dominano la velocità, la produttività e l'iperconnettività, il confine tra vita professionale e personale può sembrare sempre più labile. Tuttavia, raggiungere un equilibrio tra questi due mondi è fondamentale per preservare la salute e la qualità della vita e per mantenere prestazioni sostenibili sul lavoro.

1. Preservare la sua salute fisica e mentale

Prevenire il burnout: lavorare senza sosta e senza tempo per recuperare può portare al burnout, un grave disagio psicologico.

Gestione dello stress: l'equilibrio aiuta a gestire meglio e a ridurre lo stress, che è responsabile di molte malattie.

Rafforzare il sistema immunitario: un buon equilibrio tra lavoro e vita privata favorisce un sonno di qualità, che è essenziale per un sistema immunitario forte.

2. Favorire le relazioni di qualità

Tempo di qualità con i propri cari: trascorrere del tempo di qualità con la famiglia e gli amici rafforza i legami e offre la possibilità di ricaricare le batterie.

Sviluppo personale: avere del tempo per se stessi le permette di coltivare le sue passioni, imparare e crescere come individuo.

3. Migliorare la produttività e la creatività sul lavoro

Recupero e rivitalizzazione: una mente riposata è più vigile, creativa ed efficiente.

Fare un passo indietro: staccarsi temporaneamente dal lavoro le offre una prospettiva migliore e la aiuta a prendere decisioni.

4. Contribuire a migliorare l'autostima

Soddisfazione e realizzazione: riuscire a destreggiarsi tra le responsabilità professionali e i piaceri personali aumenta il suo senso di competenza ed efficacia.

Affermare i suoi valori: scegliere consapevolmente di dedicare tempo alla sua vita personale afferma l'importanza che lei attribuisce alla sua salute, ai suoi cari e alle sue passioni.

5. Prevenzione dei rischi professionali

Ridurre gli errori: la stanchezza e lo stress continuo possono aumentare il rischio di errori sul lavoro.

Mantenere l'impegno professionale: evitando il sovraccarico e l'esaurimento, mantiene la motivazione e un maggiore attaccamento al lavoro.

6. Flessibilità e adattabilità

Gestire gli imprevisti: Un buon equilibrio facilita la gestione degli imprevisti, sia professionali che personali.

Reattività e innovazione: l'equilibrio offre una mentalità più aperta e reattiva alle nuove opportunità o modalità di lavoro.

Per raggiungere questo equilibrio, è essenziale stabilire dei limiti, imparare a dire di no, prendersi del tempo per rilassarsi e riconoscere le proprie esigenze. Si tratta di un approccio attivo che richiede un'introspezione regolare, ma i benefici, sia per l'individuo che per la società, sono incommensurabili.

Capitolo 6

SFIDE ETICHE E PROFESSIONALE

Consenso informato
e l'autonomia del paziente

Nel campo medico, l'assistenza al paziente non si limita più alla semplice prescrizione di trattamenti. Ora fa parte di un approccio globale, che riconosce l'individuo come protagonista della propria salute. Al centro di questa visione ci sono il consenso informato e l'autonomia del paziente, concetti fondamentali che garantiscono il rispetto dei diritti e della dignità di ogni individuo.

1. Comprendere il consenso informato

   Definizione: il consenso informato è il consenso volontario e consapevole di un paziente a sottoporsi a un intervento medico dopo aver compreso i rischi, i benefici, le alternative e le possibili conseguenze.

   Elementi essenziali: informazione completa, comprensione, capacità decisionale e assenza di coercizione.

2. Importanza dell'autonomia del paziente

   Rispetto per l'individuo: ognuno ha il diritto di prendere decisioni sul proprio corpo e sulla propria salute.

   Fiducia e collaborazione: la valorizzazione dell'autonomia rafforza il rapporto di fiducia tra l'operatore sanitario e il paziente.

3. La comunicazione, la chiave del consenso

   Chiarezza e onestà: presentare le informazioni in modo trasparente, evitando il gergo medico.

   Ascolto attivo: prendersi il tempo per ascoltare le preoccupazioni e le domande del paziente.

   Convalida della comprensione: assicurarsi che il paziente abbia compreso tutte le informazioni.

4. Questioni etiche e legali

Protezione del paziente : Il consenso informato mira a proteggere i pazienti da interventi indesiderati o mal compresi.

Responsabilità medica: in assenza di consenso informato, gli operatori sanitari possono essere ritenuti legalmente responsabili.

5. I limiti del consenso informato

Capacità decisionale: alcuni pazienti possono avere difficoltà a capire o a prendere decisioni (bambini, persone con problemi cognitivi, ecc.).

Pressione sociale o familiare: i pazienti possono sentire una pressione esterna che influenza la loro scelta.

6. Il posto della famiglia e degli amici più stretti

Sostegno emotivo: le persone a lei vicine possono svolgere un ruolo di supporto nel processo decisionale.

Decisione sostitutiva: nelle situazioni in cui il paziente non è in grado di dare il consenso, può essere chiesto a un parente di farlo per suo conto.

7. Rifiuto del trattamento e autonomia

Rispettare la scelta del paziente: anche se va contro le raccomandazioni mediche, il rifiuto deve essere rispettato.

Informazioni sulle conseguenze: è fondamentale informare i pazienti dei rischi associati al loro rifiuto.

Il rispetto del consenso informato e dell'autonomia dei pazienti è una pietra miliare della medicina moderna. Riflette un'etica professionale incentrata sulla dignità, i diritti e il benessere dell'individuo, rafforzando al contempo la qualità dell'assistenza e il rapporto paziente-assistito.

Riservatezza e gestione informazioni sensibili

La riservatezza è un pilastro fondamentale del rapporto tra operatori sanitari e pazienti. Non solo garantisce il rispetto dei diritti dei pazienti, ma rafforza anche la fiducia, essenziale per un'assistenza ottimale. In un mondo sempre più digitalizzato, anche la gestione delle informazioni sensibili sta diventando una sfida importante.

1. Riservatezza: definizione e ambito di applicazione
   Essenza della riservatezza: la garanzia che le informazioni personali e mediche di un paziente rimangano private e non vengano divulgate senza il suo consenso.
   Obblighi legali ed etici: molti Paesi impongono standard legali severi sulla riservatezza medica.
2. Informazioni sensibili: cosa e perché?
   Natura dei dati : Dati personali, storia medica, diagnosi, trattamenti, risultati di esami, ecc.
   Importanza della protezione: rispettare la privacy, prevenire la discriminazione, mantenere la fiducia del paziente/assistito.
3. Comunicazione e condivisione di informazioni
   Con altri operatori sanitari: in base alla necessità medica e con la garanzia di riservatezza.
   Con la famiglia e gli amici più stretti: secondo i desideri del paziente e rispettando le sue istruzioni.
4. Rischi e minacce alla riservatezza
   Violazioni accidentali: errore umano, file smarriti, discussioni incaute.
   Minacce tecnologiche: attacchi informatici, accesso non autorizzato, software dannoso.
5. Misure per proteggere le informazioni sensibili
   Protocolli di sicurezza fisica: cartelle chiuse a chiave, aree riservate.

Sicurezza digitale: crittografia, firewall, autenticazione a due fattori, formazione regolare del personale sulle migliori prassi.

6. Diritti dei pazienti

Accesso ai propri dati: I pazienti hanno il diritto di consultare e, se necessario, rettificare le loro informazioni mediche.

Diritto all'oblio: in alcune giurisdizioni, i pazienti possono richiedere la cancellazione di alcuni dati.

7. Le sfide future della riservatezza

Intelligenza artificiale e medicina: come si può garantire la riservatezza con l'uso crescente di algoritmi?

Interoperabilità dei sistemi sanitari: mentre i sistemi comunicano tra loro, come possiamo garantire che la riservatezza non venga compromessa?

8. Sensibilizzazione e formazione

Ruolo delle strutture sanitarie: formazione del personale sui rischi e sulle migliori prassi.

Responsabilità del paziente : Sebbene la responsabilità principale spetti ai professionisti, anche i pazienti devono essere sensibilizzati sull'importanza della riservatezza e sui loro diritti.

Garantire la riservatezza e la gestione sicura delle informazioni sensibili non è solo un obbligo legale o professionale. Si tratta soprattutto di un dovere morale nei confronti di ogni persona, assicurando che la sua dignità, integrità e fiducia siano rispettate e protette in ogni fase della sua assistenza medica.

Lavoro di squadra :
collaborazione, comunicazione e conflitto

Nel settore medico, come in molti altri campi, il lavoro di squadra è essenziale. Un paziente non viene assistito semplicemente da un solo professionista della salute, ma da un intero team, ognuno con le proprie specificità e competenze diverse, per garantire che riceva la migliore assistenza possibile. Questa dinamica di squadra è arricchente, ma può anche essere fonte di sfide. Diamo un'occhiata più da vicino agli aspetti positivi e negativi del lavoro di squadra.

1. L'essenza della collaborazione

Sinergia di competenze: la somma delle competenze individuali crea una competenza collettiva superiore.

Condividere le responsabilità: una distribuzione equilibrata dei compiti migliora l'efficienza e riduce il carico di lavoro.

2. La comunicazione, la pietra angolare del lavoro di squadra

Scambi chiari e regolari: per garantire un migliore coordinamento e anticipazione delle esigenze.

Feedback costruttivo: promuove l'apprendimento reciproco e il miglioramento continuo.

3. I diversi ruoli all'interno di un'équipe medica

Leadership: guida il team verso obiettivi chiari e motiva i suoi membri.

Supporto e consulenza: fornire competenze specialistiche e guida nel processo decisionale.

Coordinamento: assicura che la logistica e l'organizzazione del team si svolgano senza problemi.

4. Gestione dei conflitti: una sfida inevitabile ma gestibile

Riconoscere i segnali d'allarme: tensioni, incomprensioni e frustrazioni possono segnalare un conflitto latente.

Tecniche di risoluzione: mediazione, ascolto attivo, compromesso.

5. Il ruolo dell'empatia e della benevolenza

Comprendere le prospettive individuali: ogni membro ha le proprie esperienze e i propri punti di vista.

Valorizzare il contributo di tutti: riconoscere il valore e l'importanza di ogni ruolo.

6. Le sfide del lavoro di squadra

Differenze culturali e generazionali: la diversità può arricchire la comunicazione, ma può anche complicarla.

Equilibrio tra autonomia e coesione: come possiamo lavorare insieme preservando l'indipendenza di ciascun professionista?

7. Strumenti moderni per facilitare la collaborazione

Tecnologie di comunicazione: videoconferenze, software di gestione dei progetti.

Formazione e workshop: team building, tecniche di comunicazione, gestione dei conflitti.

8. Feedback

Analizzare i successi e i fallimenti: una riflessione collettiva per migliorare.

Adottare un approccio proattivo: anticipare i problemi piuttosto che reagire ad essi.

Il lavoro di squadra nell'ambiente medico è un complesso balletto di interazioni, competenze e personalità. Quando è ben orchestrato, può portare a un'assistenza eccezionale al paziente, alla soddisfazione professionale e all'innovazione. Tuttavia, come ogni balletto, richiede coordinamento, comunicazione e, a volte, qualche aggiustamento lungo il percorso. In definitiva, una collaborazione di successo è tanto un'arte quanto una scienza.

Capitolo 7

TECNICHE DIAGNOSTICHE IN REUMATOLOGIA

Anamnesi ed esame fisico

Prima di prendere qualsiasi intervento o decisione terapeutica, è essenziale una comprensione approfondita dello stato di salute del paziente. Questa comprensione si basa in gran parte su due elementi fondamentali: l'anamnesi e l'esame fisico. Insieme, costituiscono la base su cui l'operatore sanitario stabilisce la diagnosi ed elabora un piano di cura.

1. L'anamnesi: la storia del paziente

   L'importanza dell'anamnesi: il paziente è la prima fonte di informazioni. La storia del paziente fornisce una visione preziosa dell'evoluzione della sua situazione.

   Domande strutturate: chiedere l'anamnesi medica, i farmaci assunti, le allergie, le abitudini di vita, la storia familiare.
2. Ascolto attivo

   Uno strumento essenziale: prestare attenzione alle parole del paziente, ma anche a ciò che non viene detto, alle emozioni e alle esitazioni.

   Incoraggiare la comunicazione: fare domande aperte, riformulare per confermare la comprensione, rassicurare sulla riservatezza.
3. Esame fisico: osservazione e palpazione

   Esame generale: osservazione delle condizioni generali, della pelle, delle mucose e della postura.

   Esame specifico: si concentra sull'organo o sul sistema interessato dai sintomi descritti (per esempio, l'esame delle articolazioni in reumatologia).
4. Strumenti per l'esame

   Stetoscopio: ascolta i suoni cardiaci, respiratori e intestinali.

   Torcia e oftalmoscopio: esame della gola, delle orecchie e degli occhi.

   Tensiometro: misura la pressione sanguigna.

5. L'importanza del tocco medico

Palpazione: per sentire gli organi e rilevare eventuali masse, anomalie o dolori.

Percussione: per valutare le dimensioni, la posizione e la consistenza degli organi interni.

6. Documentazione e interpretazione

Tenere una cartella clinica accurata: registrare le informazioni raccolte, le osservazioni fatte e le ipotesi diagnostiche.

Riflessione clinica: mettere in relazione l'anamnesi con i segni clinici per guidare la diagnosi.

7. Limitazioni e informazioni aggiuntive

Imaging medico: radiografia, ecografia, risonanza magnetica per affinare la valutazione.

Esami di laboratorio: esami del sangue, biopsie, per confermare o confutare una diagnosi.

8. Coinvolgimento del paziente

Empowerment: incoraggiare i pazienti ad assumersi la responsabilità della propria salute, a fare domande e a sollevare dubbi.

Istruzione: spiegare il processo di esame, le fasi successive e il ragionamento clinico.

L'anamnesi e l'esame fisico sono molto più che semplici fasi del protocollo. Incarnano l'incontro tra il paziente e l'operatore sanitario, un'alleanza essenziale per comprendere, diagnosticare e, infine, curare. In questo processo, ogni dettaglio conta e ogni osservazione, ogni parola scambiata, arricchisce la riflessione clinica.

Imaging medico : Raggi X, risonanza magnetica ed ecografia

Lo sviluppo dell'imaging medico negli ultimi decenni ha rivoluzionato la pratica clinica, consentendo agli operatori sanitari di esplorare l'interno del corpo umano con una precisione senza precedenti. Dalle semplici radiografie alle immagini dettagliate fornite dalla risonanza magnetica e dagli ultrasuoni, l'imaging medico offre una visione senza precedenti della struttura e della funzione dei tessuti e degli organi.

1. Radiografia: l'eredità di Röntgen

Principio e uso: i raggi X vengono utilizzati per visualizzare le strutture interne, in particolare le ossa.

Indicazioni comuni: Fratture, infezioni ossee, controlli articolari.

Precauzioni e limitazioni : Esposizione alle radiazioni, meno adatta ai tessuti molli.

2. Risonanza magnetica (MRI)

Principio e uso: utilizza il magnetismo e le onde radio per produrre immagini dettagliate delle strutture interne.

Indicazioni comuni: Disturbi dei tessuti molli, malattie neurologiche, lesioni articolari, tumori.

Vantaggi: nessuna radiazione ionizzante, possibilità di visualizzare più sezioni.

Precauzioni e controindicazioni: Presenza di metallo nel corpo, claustrofobia, dispositivi elettronici impiantati.

3. Ultrasuoni: onde sonore per la diagnosi

Principio e uso: l'uso di onde sonore ad alta frequenza per creare immagini di organi e tessuti.

Indicazioni comuni: Monitoraggio della gravidanza, esame delle articolazioni, dei tendini e dei vasi sanguigni.

Vantaggi: non invasività, assenza di radiazioni, capacità di visualizzare strutture in movimento (come il flusso sanguigno).

Limitazioni: Meno dettagliata della risonanza magnetica, dipende dalla qualità dell'apparecchiatura e dell'operatore.

4. Interpretazione dei risultati e collaborazione

Il ruolo dell'infermiere: accompagnare e preparare il paziente, comprendere le indicazioni e i risultati per un migliore follow-up.

Il radiologo: specialista nell'interpretazione delle immagini, rilascia un referto dettagliato.

5. Preparazione e sicurezza del paziente

Consenso informato: spiegare la procedura, i benefici e i rischi potenziali.

Precauzioni specifiche: rimuova gli oggetti metallici per una risonanza magnetica, a digiuno prima di alcune ecografie.

6. Il futuro dell'imaging medico

Innovazioni tecnologiche: macchine più precise, più veloci, più portatili.

Imaging funzionale: non solo vedere le strutture, ma anche il loro funzionamento in tempo reale.

Intelligenza artificiale: aiuto nell'interpretazione e nella diagnosi precoce delle patologie.

Grazie alla sua capacità di rivelare i misteri nascosti del corpo umano, l'imaging medico svolge un ruolo centrale nella diagnosi, nel monitoraggio e nella ricerca medica. Con la continua evoluzione della tecnologia, offre interessanti opportunità per migliorare ulteriormente la qualità e l'efficienza dell'assistenza ai pazienti.

Analisi di laboratorio rilevanti

La diagnosi e il monitoraggio delle condizioni reumatologiche si basano spesso su una combinazione di esami clinici, imaging medico e analisi di laboratorio. Queste analisi, effettuate su campioni di sangue, urina o altri fluidi corporei, forniscono informazioni preziose sullo stato infiammatorio, immunologico e metabolico del paziente.

1. Test di infiammazione

Velocità di sedimentazione (VES): misura l'infiammazione aspecifica. Può essere elevata in varie malattie reumatologiche.

Proteina C-reattiva (CRP): un altro indicatore dell'infiammazione. Può aumentare rapidamente in risposta a un'infiammazione acuta.

2. Profilo reumatologico

Fattore reumatoide (RF): presente in molti pazienti con artrite reumatoide.

Anticorpi anti-CCP (anti-citrullina): Più specifici per l'artrite reumatoide rispetto alla RF.

3. Test immunologici

ANA (anticorpi antinucleari): Associati a diverse malattie autoimmuni, tra cui il lupus eritematoso sistemico.

Anticorpo anti-DNA a doppio filamento: specifico del lupus, spesso associato alla malattia attiva.

4. Test metabolici

Acido urico: aumenta nella gotta; viene utilizzato per la diagnosi e il monitoraggio.

Calcio e fosforo: rilevanti per le malattie ossee come l'osteoporosi.

Enzimi muscolari: come il CPK, elevato nella miosite e in altre malattie muscolari.

5. Test di coagulazione

Tempo di protrombina (PT) e tempo di tromboplastina parziale attivata (APTT): utilizzato nei pazienti in trattamento anticoagulante o che presentano sintomi suggestivi di disturbi della coagulazione.

6. Analisi delle urine

Proteinuria ed ematuria: possono indicare una nefrite, che è comune nel lupus.

Cristalli: la presenza di cristalli di urato o di pirofosfato di calcio può confermare un attacco di gotta o di condrocalcinosi, rispettivamente.

7. Puntura dell'articolazione

Analisi del liquido sinoviale: può mostrare infiammazione, cristalli o infezione.

8. Interpretare i risultati

Valori normali e valori anormali: conoscere i riferimenti per valutare i risultati.

Quadro clinico globale: integrare i risultati di laboratorio con l'esame clinico e la diagnostica per immagini per un approccio olistico.

9. Implicazioni per l'infermiere reumatologo

Preparare il paziente: Assicurarsi che il paziente sia ben informato e preparato per i prelievi.

Monitoraggio dei risultati: aiutare i pazienti a comprendere le implicazioni dei loro risultati per il loro trattamento e la loro malattia.

10. Il futuro dell'analisi di laboratorio

Biomarcatori: sviluppo di test più specifici per prevedere la progressione della malattia o la risposta al trattamento.

Test genetici: per capire la predisposizione a determinate malattie e guidare le terapie.

Le analisi di laboratorio sono strumenti essenziali per gli operatori sanitari della reumatologia. Consentono di confermare le ipotesi diagnostiche, di valutare l'attività della malattia e di monitorare l'efficacia e la sicurezza dei trattamenti.

Capitolo 8

TERAPIE COMPLEMENTARI E ALTERNATIVE

Fisioterapia e fisioterapia

La fisioterapia e la fisioterapia svolgono un ruolo cruciale nel trattamento delle condizioni reumatologiche. Mentre la fisioterapia comprende una serie di tecniche volte a migliorare la mobilità, la forza e la funzionalità generale, la fisioterapia, come sottocampo, si concentra spesso sul movimento e sulla riabilitazione.

1. Fondamenti di fisioterapia e kinesiterapia
   - **Obiettivi principali:** alleviare il dolore, migliorare la mobilità e la funzionalità ed educare i pazienti all'autogestione.
   - **Valutazione iniziale**: analisi del movimento, della forza, della coordinazione e dell'equilibrio.
2. Tecniche manuali
   - **Mobilizzazione articolare**: movimenti delicati per migliorare la mobilità.
   - **Manipolazione**: movimenti più dinamici per riallineare le strutture.
   - **Massaggio**: allevia la tensione muscolare e migliora la circolazione.
3. Terapie fisiche
   - **Calore e freddo**: applicazione di impacchi caldi o freddi per alleviare il dolore e l'infiammazione.
   - **Elettroterapia**: uso di correnti elettriche per stimolare i muscoli e ridurre il dolore.
   - **Ultrasonoterapia**: uso di onde sonore per trattare i tessuti profondi.
4. Esercizi terapeutici
   - **Rafforzamento**: esercizi mirati per migliorare la forza muscolare.
   - **Stretching**: Per migliorare la flessibilità e ridurre le contratture.
   - **Resistenza e condizionamento**: Aumenta la capacità funzionale.

5. Educazione posturale

Consigli per mantenere una buona postura: aiuta a ridurre lo stress sulle articolazioni.

Tecniche per le attività quotidiane: metodi di insegnamento per sollevare, sedersi, sdraiarsi, ecc.

6. Idroterapia

Benefici dell'acqua: il galleggiamento riduce la pressione sulle articolazioni; la resistenza aiuta a costruire la forza.

Esercizi in piscina: sessioni guidate per migliorare la mobilità e la forza.

7. Programma di riabilitazione individuale

Pianificazione: stabilire obiettivi a breve e a lungo termine.

Follow-up: regolare il programma in base ai progressi del paziente.

8. Lavorare con il team medico

Comunicazione con il reumatologo: garantire un'assistenza coerente.

Coordinamento con altri terapisti: Ad esempio, terapisti occupazionali o logopedisti.

9. L'importanza dell'autogestione

Educazione del paziente: incoraggiare l'autonomia, fornire risorse e strumenti.

Strategie di coping: gestire il dolore, lo stress e la fatica.

10. Sviluppi futuri

Tele-educazione: sessioni a distanza che utilizzano la tecnologia.

Nuove modalità terapeutiche: tecniche innovative basate sulla ricerca.

La fisioterapia e la fisioterapia sono fondamentali per aiutare i pazienti reumatologici a recuperare e mantenere una qualità di vita ottimale. Queste discipline offrono strumenti e tecniche che integrano i trattamenti farmacologici e contribuiscono alla gestione complessiva del paziente.

Approcci naturali : agopuntura, osteopatia e altri.

Nel mondo di oggi, molti pazienti si rivolgono a terapie complementari e alternative per integrare o, in alcuni casi, sostituire i trattamenti convenzionali. Questi approcci, sebbene non convenzionali, possono offrire un sollievo significativo per molte condizioni reumatologiche, se utilizzati in modo appropriato.

1. Agopuntura
   Basi storiche: Origini nella medicina tradizionale cinese, basata sui meridiani energetici.
   Principio d'azione: inserimento di aghi sottili per riequilibrare il 'Qi' o energia vitale.
   Benefici in reumatologia: sollievo dal dolore, miglioramento della mobilità, riduzione dell'infiammazione.
2. Osteopatia
   Filosofia osteopatica: trattare il corpo nel suo insieme, concentrandosi sulla relazione tra struttura e funzione.
   Tecniche manuali: manipolazione delicata di muscoli, articolazioni e fascia.
   Applicazioni reumatologiche: alleviare la tensione, migliorare la circolazione, promuovere l'omeostasi.
3. Chiropratica
   Focus sulla colonna vertebrale: correzione delle sublussazioni per ripristinare la funzione nervosa.
   Aggiustamenti chiropratici: tecniche specifiche di manipolazione spinale.

Uso in reumatologia: trattamento del dolore alla colonna vertebrale, miglioramento della postura, rafforzamento del sistema muscolo-scheletrico.

4. Piante medicinali e integratori

Harpagophytum (artiglio del diavolo) : Antinfiammatorio naturale.

Curcuma: antiossidante e antinfiammatoria.

Glucosamina e condroitina: per la salute delle articolazioni.

5. Aromaterapia

Oli essenziali: lavanda, rosmarino, eucalipto per rilassare e alleviare il dolore.

Modalità d'uso: massaggi, bagni, inalazioni.

6. Tecniche di rilassamento

Yoga e Tai Chi: posture e movimenti delicati per migliorare la flessibilità e ridurre lo stress.

Meditazione e mindfulness: tecniche mentali per gestire il dolore e lo stress.

7. Dieta e nutrizione

Dieta antinfiammatoria: ricca di omega-3, antiossidanti, verdure fresche.

Evitare gli alimenti pro-infiammatori: alimenti trasformati, zuccheri aggiunti.

8. Idroterapia e trattamenti termali

Bagni caldi e freddi: per stimolare la circolazione e rilassare i muscoli.

Fangoterapia: lenisce le articolazioni dolorose.

9. Riflessologia

Massaggio dei punti riflessi: Principalmente sui piedi, per stimolare gli organi corrispondenti.

Sollievo in reumatologia: riduzione della tensione, miglioramento della circolazione.

10. Il ruolo delle terapie naturali nel trattamento del cancro

Integrare i trattamenti convenzionali: non come sostituti, ma come integratori benefici.

Consultazione e coordinamento: discuta sempre qualsiasi nuova terapia con il suo reumatologo.

È fondamentale sottolineare che, sebbene questi approcci naturali possano offrire un sollievo, devono essere utilizzati con cognizione di causa. Una comunicazione aperta tra il paziente, il reumatologo e l'operatore di terapia alternativa è essenziale per garantire un trattamento sicuro ed efficace.

L'importanza del lavoro interdisciplinare

La cura dei pazienti con patologie reumatologiche è spesso complessa e richiede un approccio globale. Il lavoro interdisciplinare, che implica la collaborazione tra diversi professionisti della sanità, è essenziale per fornire un'assistenza completa e coerente. Ogni professionista apporta le proprie competenze, creando una strategia di cura più completa per il paziente.

1. Una visione olistica del paziente
   Comprensione globale: considerare tutti gli aspetti della salute del paziente, non solo i sintomi reumatologici.
   Risposte complete: Adattare l'assistenza alle esigenze fisiche, mentali e sociali del paziente.
2. La ricchezza di competenze diverse
   Reumatologi: diagnosi, trattamento farmacologico, follow-up clinico.
   Infermieri: assistenza diretta, educazione del paziente, monitoraggio del trattamento.
   Fisioterapisti e fisioterapisti: Riabilitazione, mobilità, rafforzamento muscolare.
   Terapisti occupazionali: Adattare la casa, consigli pratici sulle attività quotidiane.
   Psicologi: supporto emotivo, gestione dello stress, gestione della malattia.

3. Comunicazione efficace

Scambi regolari: condivisione di informazioni e aggiornamenti sulle condizioni del paziente.

Riunioni di coordinamento: pianificazione dell'assistenza, adeguamento degli interventi in base ai progressi del paziente.

4. Processo decisionale collaborativo

Discussione delle opzioni di trattamento: scelta dell'approccio migliore in base all'esperienza combinata del team.

Partecipazione attiva del paziente: I pazienti sono membri a pieno titolo del team e le loro opinioni e preferenze sono essenziali.

5. Educazione e formazione continua

Workshop interprofessionali: formazione incrociata per comprendere il ruolo e le competenze di ciascun professionista.

Conoscenze in continua evoluzione: si tenga aggiornato sulle ultime ricerche e tecniche in tutti i settori rilevanti.

6. Benefici tangibili per il paziente

Assistenza personalizzata: Interventi su misura adattati alle esigenze specifiche di ogni paziente.

Migliori risultati clinici: recupero più rapido, migliore qualità di vita, meno ricadute.

Aumento della soddisfazione: i pazienti si sentono ascoltati, compresi e supportati da un team unito.

7. Sfide del lavoro interdisciplinare

Coordinamento logistico: organizzazione di incontri e comunicazioni tra diversi professionisti.

Gestione dei conflitti: navigare nelle differenze di opinione o di approccio.

8. Visione per il futuro

Tecnologie di comunicazione: utilizzo di piattaforme digitali per facilitare gli scambi.

Centri specialistici: strutture dedicate alla gestione integrata delle patologie reumatologiche.

Il lavoro interdisciplinare in reumatologia è più di una tendenza, è una necessità. Data la complessità delle condizioni reumatologiche e l'importanza di un'assistenza olistica, la collaborazione tra diversi esperti offre la strada migliore per il recupero ottimale e la qualità di vita dei pazienti.

Capitolo 9

LA PSICOLOGIA DEL PAZIENTE REUMATOLOGICO

Comprendere l'impatto emotivo malattie reumatiche

Le malattie reumatiche, sebbene siano percepite principalmente come disturbi fisici, hanno un profondo impatto sul benessere emotivo e mentale dei pazienti. Il dolore cronico, le limitazioni fisiche e le incertezze associate al decorso della malattia possono provocare un'intera gamma di emozioni e sfide psicologiche.

1. Dolore cronico ed emozioni

Collegamento diretto: Come il dolore fisico continuo può influenzare l'umore, lo stress e il senso di benessere generale.

Stanchezza associata: La stanchezza e l'esaurimento che spesso accompagnano il dolore possono amplificare gli effetti emotivi.

2. Lutto per il vecchio sé

Perdita di identità: confronto con una nuova realtà in cui le capacità fisiche possono essere ridotte.

Nostalgia dei giorni senza dolore: ricordare i tempi in cui la malattia non interferiva con la vita quotidiana.

3. Ansia e depressione

Incertezza sul futuro: chiedersi come la malattia progredirà o influenzerà la qualità della vita a lungo termine.

Isolamento sociale: ritiro dalle attività preferite o dalle interazioni sociali a causa delle limitazioni o del dolore.

4. Autostima

Immagine corporea: come i cambiamenti fisici, come il gonfiore o le deformità articolari, possono influenzare la percezione di sé.

Sentimento di inferiorità: sentirsi meno capaci o meno validi a causa delle sfide poste dalla malattia.

5. Le sfide della comunicazione

Esprimere il dolore: la difficoltà di far capire agli altri la realtà del dolore invisibile.

Cercare sostegno: il bisogno di parlare dei propri sentimenti e di essere ascoltati.

6. Gestione dello stress

Fattore aggravante : Come lo stress può aggravare i sintomi reumatologici.

Trovare l'equilibrio: l'importanza di trovare modi per gestire e ridurre lo stress.

7. Resilienza e adattamento

Imparare a vivere con : Scoprire nuovi modi di affrontare la vita e le sue sfide con una malattia cronica.

Trovare nuove passioni: ridefinire se stessi e trovare piacere in nuove attività adattate.

8. Importanza del supporto psicologico

Terapia individuale: lavorare con un professionista per gestire le emozioni e le sfide.

Gruppi di sostegno: la condivisione con altre persone che stanno vivendo esperienze simili può offrire comprensione e cameratismo.

9. Effetti sulle relazioni strette

Partner e famiglia: riconoscere l'impatto della malattia sulle persone che circondano il paziente, sia dal punto di vista emotivo che logistico.

10. Coltivare la speranza

Celebrare le piccole vittorie: si prenda il tempo di riconoscere e apprezzare i giorni positivi e i progressi fatti.

Guardare al futuro: anche di fronte all'incertezza, mantenga un atteggiamento positivo e speri in giorni migliori.

Comprendere e riconoscere l'impatto emotivo delle malattie reumatiche è fondamentale quanto il trattamento delle loro manifestazioni fisiche. L'assistenza olistica, che comprende sia il corpo che la mente, è essenziale per offrire ai pazienti la migliore qualità di vita possibile.

Tecniche di ascolto e supporto emotivo

L'ascolto attivo e il supporto emotivo sono competenze essenziali per qualsiasi professionista sanitario. Per gli infermieri di reumatologia, sono particolarmente importanti a causa delle sfide complesse affrontate dai pazienti con malattie reumatiche. Ecco un'esplorazione dettagliata delle tecniche per fornire ascolto e supporto empatico.

1. Ascolto attivo

Concentrazione totale: prestare la massima attenzione alla persona che parla, senza distrarsi.

Evitare di interrompere: lasciare che il paziente esprima completamente i suoi pensieri prima di rispondere.

Riformulare: riformulare ciò che il paziente ha detto per dimostrare che lei ha capito e per chiarire il suo messaggio.

2. Linguaggio non verbale

Contatto visivo: mostra che lei è impegnato e attento.

Postura aperta: si rivolga al paziente e mantenga una postura rilassata e non difensiva.

Espressioni facciali: utilizzare espressioni facciali appropriate per mostrare empatia.

3. Convalida emotiva

Riconoscimento: nominare e riconoscere le emozioni del paziente, come ad esempio: "Sembra davvero frustrante per lei".

Eviti di minimizzare: non dica cose come "Non si preoccupi" o "Andrà tutto bene".

4. Domande aperte

Incoraggiare l'espressione: fare domande a cui non si può rispondere con un semplice "sì" o "no".

Esplorazione: "Può dirmi di più su..." o "Cosa ne pensa di questo?".

5. Offrire comfort

Empatia: "Mi dispiace molto che si senta così".

Tocco appropriato: una semplice pacca sulla spalla o una mano tesa possono essere confortanti, con il consenso del paziente.

6. Gestire i silenzi

Accettare il silenzio: a volte i pazienti hanno bisogno di tempo per formulare i loro pensieri o affrontare le loro emozioni.

Non abbia fretta: lasci ai pazienti lo spazio necessario per parlare al loro ritmo.

7. Evitare i giudizi

Atteggiamento neutrale: Affrontare ogni situazione senza pregiudizi o opinioni preconcette.

Risposta obiettiva: rispondere alle preoccupazioni senza imporre le proprie convinzioni.

8. Fornire risorse

Rinvio: se necessario, indirizzare il paziente a professionisti specializzati o a gruppi di sostegno.

Informazioni: fornire opuscoli o materiali educativi pertinenti.

9. Prendersi cura di sé

Evitare il burnout: riconoscere i segnali di esaurimento emotivo e cercare supporto quando necessario.

Decompressione: faccia delle pause regolari e pratichi la meditazione o altre tecniche di rilassamento.

10. Formazione continua

Workshop e formazione: investa tempo nella formazione sulla comunicazione empatica, sull'ascolto attivo e sul supporto emotivo.

Feedback: chieda ai suoi colleghi o mentori un feedback regolare per migliorare le sue capacità.

Comprendendo e applicando queste tecniche, gli infermieri possono fornire un valido supporto ai loro pazienti, contribuendo ad alleviare il carico emotivo della malattia reumatica. Questo rafforza la fiducia e il rapporto tra paziente e professionista, che è essenziale per un'assistenza efficace e olistica.

Gestire la depressione e l'ansia associate alle malattie croniche

I disturbi dell'umore, come la depressione e l'ansia, spesso coesistono con le malattie croniche, come quelle che si incontrano in reumatologia. Queste condizioni possono alimentarsi a vicenda, creando un ciclo in cui la malattia esacerba i sintomi psicologici e viceversa. Fortunatamente, gli approcci integrati possono aiutare a gestire sia la condizione fisica che i disturbi dell'umore associati.

1. Riconoscere i segni
   Sintomi della depressione: tristezza persistente, perdita di interesse, stanchezza, senso di disperazione.
   Sintomi dell'ansia: tensione eccessiva, preoccupazione, irritabilità, difficoltà a dormire.
2. Comprendere il legame
   Effetti fisiologici: come il dolore cronico e l'infiammazione possono influenzare la chimica del cervello.
   Impatto psicosociale: limitazioni dell'attività, isolamento sociale, perdita di identità legata alla malattia.

3. Approccio medico

Antidepressivi e ansiolitici: il loro ruolo nel trattamento dei sintomi.

Monitoraggio degli effetti collaterali: possibili interazioni con farmaci reumatologici, aggiustamenti della dose.

4. Psicoterapia

Terapia cognitivo-comportamentale (CBT): lavorare sui modelli di pensiero e sul comportamento.

Terapia incentrata sulle soluzioni: si concentra sui modi pratici di affrontare le sfide quotidiane.

5. Tecniche di rilassamento

Meditazione e mindfulness: coltivare la presenza e la consapevolezza nel momento presente.

Respirazione profonda e visualizzazione: strumenti per ridurre lo stress e l'ansia.

6. Sostegno sociale

Gruppi di sostegno: condividere le esperienze con altre persone che affrontano sfide simili.

Collegarsi con la famiglia e gli amici: comunicare apertamente i suoi sentimenti e le sue esigenze.

7. Attività fisica adattata

Esercizio fisico delicato: lo yoga, il tai chi e le passeggiate possono migliorare l'umore e ridurre il dolore.

Rafforzamento muscolare: esercizi moderati per migliorare la forza e la mobilità.

8. Strategie di coping

Diario: scrivere i suoi pensieri e le sue emozioni può fornire uno sfogo.

Arteterapia: utilizzare la pittura, il disegno o la scultura come mezzo di espressione.

9. Educazione del paziente

Informazioni sulla sua malattia: comprendere la sua malattia può ridurre l'ansia e darle un senso di controllo.

Workshop e formazione : Impari le tecniche di gestione del dolore e dello stress.

10. Collaborazione interdisciplinare

Equipe medica: reumatologi, infermieri, psichiatri e terapisti che lavorano insieme.

Elaborare un piano di cura integrato: garantire una gestione olistica del paziente.

La gestione della depressione e dell'ansia associate alle malattie croniche richiede un approccio completo. Concentrandosi sulla gestione medica, sul supporto psicologico, sugli interventi comportamentali e sull'educazione, gli operatori sanitari possono aiutare i pazienti a superare le sfide complesse della coesistenza di condizioni fisiche e mentali.

CAPITOLO 10

PROCEDURE CHIRURGICHE IN REUMATOLOGIA

Quando è necessario l'intervento chirurgico?

In reumatologia, l'intervento chirurgico viene generalmente preso in considerazione solo dopo aver esaurito le opzioni di trattamento conservativo, o quando queste opzioni non possono più fornire un sollievo adeguato. Tuttavia, la decisione di operare è complessa e deve essere considerata in relazione alla natura specifica della patologia, al grado di deterioramento e al livello di dolore o di disabilità del paziente. Vediamo le situazioni in cui può essere raccomandato l'intervento chirurgico.

1. Artrosi avanzata

   Deterioramento della cartilagine: quando la cartilagine tra le articolazioni è gravemente usurata o mancante.

   Artroplastica totale: sostituzione dell'articolazione, come una sostituzione totale dell'anca o del ginocchio.

2. Deformità articolari

   Risultato dell'artrite reumatoide: deformità progressive che limitano la funzione articolare.

   Sinoviectomia: rimozione del tessuto sinoviale infiammato per ridurre il dolore e rallentare la progressione della deformità.

3. Lesioni ai tendini o ai legamenti

   Rotture gravi: la rottura dei tendini o dei legamenti può richiedere una riparazione chirurgica.

   Ricostruzione: uso di innesti per sostituire i legamenti strappati, come è comune nelle rotture del legamento crociato anteriore (ACL).

4. Ernia del disco

   Compressione nervosa: provoca dolore intenso, debolezza o perdita di sensibilità.

Discectomia: rimozione dell'ernia del disco per alleviare la compressione sui nervi.

5. Stenosi spinale

Canale vertebrale stretto: Provoca una compressione sul midollo spinale.

Laminectomia: rimozione di una parte della vertebra per allargare il canale spinale.

6. Tumori o escrescenze

Tumori benigni o maligni: richiedono l'asportazione per prevenire la diffusione o alleviare il dolore.

Biopsia : Rimozione di un campione di tessuto a scopo diagnostico.

7. Infezioni articolari

Artrite settica: infezione dell'articolazione che richiede un intervento chirurgico per drenare il pus e somministrare antibiotici.

8. Osteotomie

Riallineamento osseo: per ridistribuire il peso o migliorare la funzionalità dell'articolazione.

9. Ritardo o mancata unione dell'osso

Fratture: che non guariscono correttamente con un trattamento conservativo e richiedono un intervento chirurgico per stabilizzare l'osso.

10. Problemi di fusione spinale

Spondilolistesi: quando una vertebra scivola su un'altra.

Artrodesi: fusione di vertebre per stabilizzare la colonna vertebrale.

La decisione di optare per un intervento chirurgico deve sempre essere presa in consultazione con un reumatologo, un chirurgo ortopedico o un neurochirurgo, a seconda della patologia specifica. I benefici e i rischi dell'intervento chirurgico, il potenziale di recupero e le possibili alternative devono essere valutati attentamente. La chirurgia può offrire un sollievo significativo e migliorare la qualità della vita, ma deve essere considerata come parte di un piano di trattamento globale.

Tipi di intervento e indicazioni

In reumatologia, la chirurgia viene spesso presa in considerazione per trattare i problemi articolari e muscolo-scheletrici che non rispondono al trattamento medico convenzionale. Quello che segue è un elenco non esaustivo dei tipi di intervento chirurgico comunemente eseguiti in reumatologia, con le loro principali indicazioni:

1. Artroplastica

   Descrizione: sostituzione di un'articolazione danneggiata con una protesi.

   Indicazioni: Osteoartrite avanzata, grave degenerazione articolare, alcune forme di artrite reumatoide.
2. Sinoviectomia

   Descrizione: rimozione chirurgica del tessuto sinoviale infiammato.

   Indicazioni : Artrite reumatoide con infiammazione sinoviale cronica resistente al trattamento medico.
3. Artroscopia

   Descrizione: uso di un tubo sottile con una telecamera per esaminare o operare all'interno di un'articolazione.

   Indicazioni: Diagnosi di lesioni intra-articolari, riparazione dei legamenti, rimozione di frammenti ossei o cartilaginei.
4. Laminectomia

   Descrizione: rimozione di una parte della vertebra per alleviare la compressione del nervo.

   Indicazioni: stenosi spinale, ernie discali importanti.

5. Artrodesi (fusione)

Descrizione: fusione di due o più ossa per stabilizzare o allineare un'articolazione.

Indicazioni: instabilità articolare, dolore cronico, deformità articolari.

6. Discectomia

Descrizione: rimozione di un'ernia del disco intervertebrale per alleviare la compressione del nervo.

Indicazioni: ernia del disco sintomatica.

7. Osteotomia

Descrizione: taglio e rimodellamento chirurgico di un osso per migliorarne l'allineamento.

Indicazioni: Deformità ossea, osteoartrite in una sezione dell'articolazione.

8. Riparazione di tendini o legamenti

Descrizione: riparazione chirurgica di un tendine o di un legamento lacerato.

Indicazioni: rotture complete o parziali, degenerazione del tendine.

9. Artrotomia

Descrizione: apertura chirurgica di un'articolazione per la diagnosi o il trattamento.

Indicazioni: rimozione di masse, biopsie, esplorazione articolare.

10. Chirurgia per l'artrite settica

Descrizione: apertura e drenaggio di un'articolazione infetta.

Indicazioni: infezione articolare acuta o artrite settica.

11. Resezione ossea

Descrizione: rimozione di una parte dell'osso.

Indicazioni: tumori ossei, osteomielite cronica, deformità ossee.

12. Innesti ossei

Descrizione: Trapianto di tessuto osseo per sostituire l'osso mancante o danneggiato.

Indicazioni: fratture non consolidate, difetti ossei maggiori.

Ognuno di questi tipi di intervento ha i propri benefici, rischi e considerazioni post-operatorie. È quindi essenziale che i pazienti siano informati e discutano le loro opzioni con un chirurgo ortopedico specializzato prima di prendere una decisione.

Il ruolo dell'infermiere di fronte, durante e dopo l'intervento chirurgico

Il ruolo dell'infermiere nel processo chirurgico è fondamentale. Il suo coinvolgimento non solo garantisce il benessere e la sicurezza del paziente, ma assicura anche una comunicazione efficace tra l'équipe medica, il paziente e la sua famiglia.

1. Prima dell'intervento (preoperatorio)
    Valutazione iniziale: raccogliere l'anamnesi, le allergie, i farmaci attuali e qualsiasi altra informazione rilevante.
    Educazione del paziente: informare il paziente sulla procedura, i rischi, i benefici e il processo di recupero.
    Preparazione fisica: controllo dei segni vitali, preparazione del sito chirurgico e somministrazione di farmaci preoperatori, se necessario.
    Preparazione emotiva: rassicurare il paziente, rispondere alle sue domande e preoccupazioni.
    Coordinamento: assicurarsi che siano stati eseguiti tutti gli esami necessari, che siano stati firmati i consensi e che l'équipe chirurgica abbia tutte le informazioni necessarie.
2. Durante l'intervento chirurgico (intraoperatorio)
    Assistenza: assistere il chirurgo e l'équipe chirurgica durante l'operazione.

Monitoraggio: monitoraggio dei segni vitali del paziente, somministrazione di farmaci e liquidi secondo le indicazioni.

Comunicazione: agire come collegamento tra la sala operatoria e la famiglia del paziente, se necessario.

Gestione degli strumenti: Assicurare la pulizia, la sterilità e la disponibilità degli strumenti chirurgici.

3. Dopo l'intervento chirurgico (postoperatorio)

Monitoraggio iniziale: monitorare attentamente i segni vitali, osservare il dolore, il sanguinamento o altre complicazioni.

Cura delle ferite: pulizia, controllo e medicazione delle ferite chirurgiche, assicurandosi che non ci siano infezioni.

Gestione del dolore: somministrare gli analgesici come prescritto e valutare regolarmente il livello di dolore del paziente.

Educazione post-operatoria: informare il paziente sull'assistenza a casa, sui segni di complicazioni a cui prestare attenzione e sui farmaci post-operatori.

Riabilitazione: assistere il paziente con esercizi o movimenti di fisioterapia per promuovere la guarigione.

Preparare la dimissione: organizzare la dimissione del paziente, assicurandosi che tutte le istruzioni post-operatorie siano chiare e che il paziente abbia accesso a un adeguato follow-up medico.

Supporto emotivo: offrire sostegno psicologico, ascoltando le preoccupazioni e le domande dei pazienti e delle loro famiglie.

Il ruolo dell'infermiere di chirurgia reumatologica è multidimensionale ed essenziale in ogni fase del processo chirurgico. Grazie alle competenze cliniche e all'approccio incentrato sul paziente, l'infermiere contribuisce in modo determinante alla sicurezza, al recupero e alla soddisfazione generale del paziente.

Capitolo 11

IL RUOLO DELLA NUTRIZIONE E STILE DI VITA

Dieta antinfiammatoria

L'infiammazione è la risposta naturale dell'organismo allo stress, come un'infezione o una lesione. Tuttavia, l'infiammazione cronica può contribuire all'insorgenza di molte malattie, tra cui alcune malattie reumatiche. Una dieta antinfiammatoria mira a ridurre l'infiammazione cronica e a sostenere la salute generale.

1. I fondamenti della dieta antinfiammatoria

Di natura olistica: non si tratta di concentrarsi su singoli alimenti, ma di adottare un approccio olistico all'alimentazione.

Equilibrio: mangiare una dieta equilibrata e ricca di nutrienti essenziali.

Varietà: scelga una varietà di alimenti per ottenere l'intera gamma di vitamine, minerali e antiossidanti.

2. I cibi preferiti

Pesce grasso: come il salmone, lo sgombro e le sardine, ricchi di omega-3.

Frutta e verdura colorate: ricche di antiossidanti. Ad esempio, frutti di bosco, spinaci e broccoli.

Noci e semi: mandorle, noci, semi di lino e di chia sono buone fonti di omega-3 e di fibre.

Oli salutari: come l'olio d'oliva, che ha proprietà antinfiammatorie.

Cereali integrali: Come quinoa, avena e riso integrale.

Legumi: lenticchie, ceci e fagioli sono ricchi di fibre e proteine.

Spezie ed erbe: curcuma, zenzero, aglio e cannella hanno proprietà antinfiammatorie.

3. Alimenti da limitare o evitare

Zuccheri aggiunti: si trovano nelle bibite, nei dolci e nelle torte.

Carni lavorate: come salsicce e pancetta.

Oli idrogenati: Si trovano nei prodotti industriali e contengono acidi grassi trans.

Cibi fritti: la frittura aumenta l'infiammazione.

Glutine e latticini: per alcune persone, questi alimenti possono aggravare l'infiammazione.

4. Idratazione

L'acqua è essenziale per il corretto funzionamento dell'organismo. Si raccomanda di bere almeno 2 litri di acqua al giorno, a seconda delle esigenze individuali.

5. Alcool

Beva con moderazione. L'abuso di alcol può aumentare l'infiammazione.

6. Considerazioni generali

Consultazione: prima di iniziare una dieta specifica, è sempre consigliabile consultare un nutrizionista o un professionista sanitario.

Ascoltare il proprio corpo: ognuno di noi è unico. È importante osservare come il suo corpo reagisce a determinati alimenti e regolare la sua dieta di conseguenza.

Approccio globale: una dieta antinfiammatoria deve essere integrata da altre abitudini sane, come l'esercizio fisico regolare e la gestione dello stress.

Incorporando questi principi e facendo scelte alimentari sane, è possibile sostenere l'organismo nella sua lotta contro l'infiammazione e migliorare la salute generale.

L'importanza di un esercizio fisico appropriato

Il ruolo dell'esercizio fisico nella gestione delle malattie reumatiche è fondamentale. Anche se l'idea di fare esercizio fisico può sembrare controintuitiva, soprattutto quando si lotta con dolore e rigidità, un'attività fisica adattata offre molti benefici, sia fisici che psicologici.

1. Migliorare la funzione muscoloscheletrica

Rafforzamento muscolare: un muscolo forte sostiene meglio le articolazioni, riducendo il carico su di esse.

Flessibilità: lo stretching regolare migliora la flessibilità, riducendo la rigidità delle articolazioni e aumentando la gamma dei movimenti.

Stabilità: gli esercizi di equilibrio possono aiutare a prevenire le cadute, soprattutto nelle persone con osteoporosi.

2. Gestione del dolore

Rilascio di endorfine: l'esercizio fisico stimola la produzione di endorfine, gli antidolorifici naturali del corpo.

Riduzione dell'infiammazione: l'attività fisica regolare può ridurre l'infiammazione a lungo termine.

3. Benefici cardiovascolari

Molte condizioni reumatologiche sono associate a un aumento del rischio di malattie cardiovascolari. L'esercizio fisico aiuta a gestire questo rischio migliorando la circolazione, riducendo la pressione sanguigna e migliorando il profilo lipidico.

4. Gestione del peso

L'eccesso di peso esercita una pressione supplementare sulle articolazioni, in particolare su quelle delle anche e delle ginocchia. L'esercizio fisico aiuta a gestire il peso, riducendo il carico sulle articolazioni.

5. Salute mentale e benessere

Riduzione della depressione e dell'ansia: l'attività fisica è nota per ridurre i sintomi depressivi e ansiosi.

Miglioramento del sonno: l'esercizio fisico regolare può migliorare la qualità del sonno, che è

fondamentale per la rigenerazione e il recupero dell'organismo.
6. Promuovere l'indipendenza funzionale

Il miglioramento della forza, dell'equilibrio e della mobilità può aiutare una persona a mantenere la propria indipendenza, facilitando le attività quotidiane.
7. Considerazioni sull'esercizio fisico adattato

Valutazione iniziale: prima di iniziare un programma di esercizi, è essenziale consultare un fisioterapista o un professionista sanitario.

Individualizzazione: ogni persona è unica e il suo programma di esercizi deve essere adattato alle sue esigenze, capacità e limitazioni.

Integrazione di diversi tipi di esercizio: combinazione di aerobica, rafforzamento, bilanciamento e stretching.

Ascoltare il suo corpo: è fondamentale riconoscere i segnali del suo corpo e distinguere tra il dolore che è benefico per l'esercizio e il dolore che indica una possibile lesione.

L'esercizio fisico appropriato è una parte essenziale della gestione delle malattie reumatiche. Non solo offre benefici fisici, ma svolge anche un ruolo cruciale nel benessere emotivo e nella qualità di vita generale di chi ne soffre.

Le abitudini di vita e il loro impatto sulle malattie reumatiche

Le abitudini di vita sono le scelte e le pratiche quotidiane che influenzano il nostro benessere generale. Quando si tratta di malattie reumatiche, alcune abitudini possono aggravare o alleviare la progressione e i sintomi della malattia.

1. Nutrizione e alimentazione

Dieta infiammatoria: le diete ricche di zucchero, grassi saturi e cibi elaborati possono aggravare l'infiammazione.

Dieta antinfiammatoria: una dieta ricca di verdure, frutta, pesce grasso e noci può aiutare a ridurre l'infiammazione.

2. Attività fisica

Stile di vita sedentario: la mancanza di attività fisica può portare alla perdita di forza muscolare e all'aumento della rigidità articolare.

Esercizio fisico regolare: come già detto, un esercizio fisico adeguato è fondamentale per gestire e prevenire i sintomi reumatici.

3. Dormire

Mancanza di sonno: la mancanza di riposo adeguato può aggravare il dolore e la stanchezza.

Igiene del sonno: una routine del sonno regolare, un ambiente adatto e la gestione dei disturbi del sonno possono migliorare la qualità del sonno.

4. Gestione dello stress

Stress cronico: può aggravare l'infiammazione e i sintomi associati.

Tecniche di rilassamento: lo yoga, la meditazione, la respirazione profonda e altre tecniche possono aiutare a ridurre lo stress.

5. Consumo di tabacco e alcol

Fumo: il fumo è associato a un aumento del rischio di sviluppare alcune malattie reumatiche e può aggravarne i sintomi.

Alcool: se consumato in eccesso, può interagire con i farmaci e aggravare la malattia.

6. Peso corporeo

Sovrappeso/obesità: esercita una pressione supplementare sulle articolazioni portanti e si associa a un aumento dell'infiammazione.

Peso sano: mantenere un peso ottimale riduce lo stress sulle articolazioni e può ridurre l'infiammazione.

7. Farmaci e integratori

Autogestione: l'assunzione di farmaci da banco o controindicati può aggravare i sintomi.

Consultazione medica: prima di iniziare o modificare qualsiasi trattamento, si rivolga sempre a un professionista del settore sanitario.

8. Salute mentale

Isolamento/ritiro sociale: il dolore cronico può portare all'isolamento, aggravando i sintomi depressivi.

Sostegno sociale: partecipare a gruppi di sostegno, consultare un professionista della salute mentale e mantenere l'interazione sociale può migliorare il benessere generale.

9. Mostra ambientale

Fattori ambientali: alcuni fattori, come il freddo o l'umidità, possono esacerbare i sintomi per alcune persone.

Le abitudini di vita giocano un ruolo predominante nella gestione delle condizioni reumatiche. Riconoscere e adattare queste abitudini può influenzare notevolmente la qualità di vita delle persone colpite. La consapevolezza e l'impegno attivo nell'adottare uno stile di vita sano sono essenziali per una gestione ottimale delle malattie reumatiche.

Capitolo 12

GESTIRE
LE SITUAZIONI DI
EMERGENZA

Identificare le situazioni di emergenza in reumatologia

Sebbene la reumatologia si occupi principalmente di condizioni croniche, ci sono situazioni che richiedono un intervento medico immediato. Queste emergenze possono derivare da un'esacerbazione acuta di una malattia cronica o da una complicazione associata a una patologia o a un trattamento. Ecco alcune emergenze reumatologiche comuni:

1. Attacco di gotta grave
    Sintomi: dolore intenso, arrossamento, calore, gonfiore, spesso nell'alluce.
    Preoccupazione: il dolore può essere insopportabile e richiede un trattamento antinfiammatorio rapido.
2. Vasculite con danno agli organi vitali
    Sintomi: a seconda dell'organo colpito, possono includere distress respiratorio, dolore addominale acuto, disturbi neurologici.
    Preoccupazione: può portare a un'insufficienza d'organo e richiede un intervento tempestivo.
3. Infezione in un'articolazione protesica
    Sintomi: dolore, gonfiore, calore e arrossamento intorno all'articolazione protesica, eventualmente con febbre.
    Preoccupazione: le infezioni spesso richiedono un intervento chirurgico e antibiotici per via endovenosa.
4. Osteoporosi con frattura
    Sintomi: dolore improvviso, impossibilità di muovere l'area interessata, deformità.
    Preoccupazione: alcune fratture, come quelle dell'anca, richiedono un intervento chirurgico urgente.
5. Compressione midollare
    Sintomi: forti dolori alla schiena o al collo, debolezza o intorpidimento degli arti, difficoltà a camminare, incontinenza.

Preoccupazione: spesso richiede un intervento chirurgico d'emergenza per evitare danni permanenti.

6. Riacutizzazione del lupus con coinvolgimento renale o neurologico

Sintomi: aumento improvviso dell'edema, ipertensione, confusione, convulsioni.

Preoccupazione: queste condizioni possono essere rapidamente progressive e pericolose per la vita.

7. Complicazioni dei farmaci immunomodulanti

Sintomi: febbre, brividi, dolore toracico, respiro corto, grave eruzione cutanea, ittero.

Preoccupazione: alcuni farmaci utilizzati in reumatologia possono causare effetti collaterali gravi che richiedono un'attenzione medica immediata.

8. Sindrome da temporalite (arterite a cellule giganti)

Sintomi: forti mal di testa, dolore alla mascella durante la masticazione, problemi visivi.

Preoccupazione: se non viene trattata tempestivamente, questa condizione può portare alla cecità permanente.

La capacità di identificare rapidamente queste emergenze reumatologiche è essenziale per gli operatori sanitari e i pazienti. La gestione tempestiva di queste situazioni può fare una differenza significativa nella prognosi e nella qualità di vita del paziente. In caso di dubbi sulla gravità di una situazione, è sempre consigliabile consultare un professionista sanitario.

Primo soccorso e intervento rapido

Quando ci si trova di fronte a un'emergenza reumatologica, è fondamentale sapere come prestare il primo soccorso e agire rapidamente per limitare le complicazioni e dare al paziente le migliori possibilità di recupero. Ecco alcune linee guida generali per alcune delle situazioni di emergenza sopra menzionate:

1. Attacco di gotta grave

    Interventi: elevazione della gamba o del braccio colpiti, applicazione di ghiaccio, evitare di appesantire l'area interessata.

    Farmaci: Somministri farmaci antinfiammatori non steroidei (FANS) se il paziente non ha controindicazioni.

2. Vasculite con danno agli organi vitali

    Interventi: ricovero immediato in ospedale. Stretto monitoraggio medico per valutare il danno agli organi.

    Farmaci: Possono essere necessari corticosteroidi e/o immunosoppressori.

3. Infezione in un'articolazione protesica

    Interventi: immobilizzazione dell'articolazione, ricovero in ospedale per la valutazione e il trattamento.

    Farmaci : Antibiotici per via endovenosa.

4. Osteoporosi con frattura

    Interventi: immobilizzazione dell'area fratturata, trasporto delicato per la valutazione medica.

    Farmaci : Analgesici per il dolore.

5. Compressione midollare

    Interventi: immobilizzazione del paziente, trasporto in posizione stabile in un'unità di emergenza.

    Farmaci: Possono essere somministrati corticosteroidi per ridurre l'infiammazione.

6. Riacutizzazione del lupus con coinvolgimento renale o neurologico

    Interventi: ricovero in ospedale per il monitoraggio e il trattamento.

    Farmaci: Possono essere somministrati corticosteroidi e/o immunosoppressori.

7. Complicazioni dei farmaci immunomodulanti

Interventi : Interruzione del farmaco in questione, valutazione medica immediata.

Farmaci: Il trattamento dipenderà dalla natura della complicazione.

8. Sindrome da temporalite (arterite a cellule giganti)

Interventi: Consultazione medica d'emergenza.

Farmaci: Corticosteroidi ad alto dosaggio per prevenire la perdita della vista.

Consigli generali :

Avere sempre un elenco aggiornato dei farmaci del paziente.

In caso di dubbio, si rivolga a un operatore sanitario il prima possibile o si rechi in ospedale.

Non esiti a chiamare un'ambulanza se la situazione sembra grave o se il trasporto con i propri mezzi è rischioso.

Sebbene questi interventi iniziali siano fondamentali, è essenziale che i pazienti con patologie reumatiche siano monitorati regolarmente da uno specialista, al fine di prevenire e gestire correttamente le situazioni di emergenza. La formazione continua degli operatori sanitari e dei pazienti stessi può contribuire in modo significativo alla gestione ottimale di queste situazioni.

Comunicazione
con il team medico in caso di emergenza

La gestione efficace di un'emergenza medica dipende non solo da un intervento medico rapido, ma anche da una comunicazione chiara ed efficace all'interno del team medico. Che sia un paziente, un familiare o un operatore sanitario, sapere come comunicare con il team medico in caso di emergenza è essenziale.

1. La chiarezza prima di tutto

   Perché è importante? In caso di emergenza, ogni secondo è importante. Eviti i dettagli superflui e vada dritto al punto.

   Suggerimento: utilizzi il metodo "SBAR": Situazione, Contesto, Valutazione, Raccomandazione.

2. Utilizzi un linguaggio semplice e preciso

   Perché è importante? Sebbene il gergo medico possa essere rilevante tra gli operatori sanitari, può creare confusione nelle situazioni di emergenza.

   Suggerimento: se non conosce il termine tecnico, descriva al meglio il sintomo o la situazione.

3. Sia consapevole del suo linguaggio non verbale

   Perché è importante? Il linguaggio del corpo e il tono possono influenzare il modo in cui il suo messaggio viene recepito.

   Suggerimento: mantenga il contatto visivo, parli con calma e faccia dei gesti appropriati.

4. Convalida bidirezionale

   Perché è importante? Deve assicurarsi che il destinatario abbia compreso il messaggio come era stato pensato.

   Suggerimento: chieda alla persona di ripetere ciò che ha appena detto o faccia delle domande per confermare la comprensione.

5. Essere preparati

   Perché è importante? Avere a disposizione tutte le informazioni rilevanti sul paziente può accelerare il processo di trattamento.

   Suggerimento: tenga un elenco aggiornato dei farmaci, dell'anamnesi e delle allergie del paziente.

6. Incoraggiare la comunicazione aperta

   Perché è importante? Ogni membro del team medico, che si tratti di infermieri, medici o altri professionisti della salute, ha un ruolo unico e una prospettiva preziosa.

Suggerimento: incoraggi la discussione aperta e la condivisione delle informazioni, e rispetti i contributi di tutti.

7. Chieda chiarimenti, se necessario

Perché è importante? Se qualcosa non è chiaro, è meglio fare domande ora che avere malintesi in seguito.

Suggerimento: se non capisce un termine o un'istruzione, chieda una spiegazione.

La comunicazione è una pietra miliare dell'assistenza medica, soprattutto nelle situazioni di emergenza. Assicurandosi di essere chiari, concisi e aperti alla collaborazione, può contribuire a garantire un'assistenza efficace e sicura al paziente. La formazione continua sulla comunicazione può essere utile anche per gli operatori sanitari, per migliorare le loro competenze e garantire che siano preparati a qualsiasi emergenza.

Capitolo 13

PREVENZIONE IN REUMATOLOGIA

Sensibilizzazione ed educazione prevenzione

Sebbene le malattie reumatiche possano avere una componente genetica, sono anche influenzate da fattori ambientali e comportamentali. Sensibilizzare ed educare i pazienti e la popolazione generale alla prevenzione è quindi un passo essenziale per ridurre l'incidenza di queste malattie, ritardarne l'insorgenza o ridurne la gravità.

1. Capire le malattie reumatiche

   Perché è importante? Il primo passo nella prevenzione è capire cosa stiamo cercando di prevenire.

   Suggerimento: organizzare regolarmente seminari o sessioni informative per i pazienti, le loro famiglie e la comunità.

2. Importanza della rilevabilità precoce

   Perché è importante? Un intervento precoce può prevenire complicazioni gravi e preservare la qualità della vita.

   Suggerimento: informare le persone sui segni e i sintomi comuni delle malattie reumatiche e incoraggiarle a cercare aiuto rapidamente se sospettano qualcosa.

3. Il ruolo della nutrizione

   Perché è importante? Una dieta equilibrata può aiutare a prevenire alcune malattie reumatiche.

   Suggerimento: si concentri su una dieta ricca di omega-3 e povera di zuccheri e di alimenti elaborati. Incoraggi il consumo di verdure a foglia verde, pesce grasso e noci.

4. L'importanza dell'attività fisica

   Perché è importante? Il movimento regolare aiuta a mantenere le articolazioni elastiche e i muscoli forti.

Suggerimento: introduca programmi di esercizio adattati a diversi gruppi di età e livelli di abilità.

5. Evitare i fattori di rischio modificabili

Perché è importante? Il fumo, il consumo eccessivo di alcol e il sovrappeso sono fattori di rischio modificabili.

Suggerimento: offra programmi di cessazione del fumo, di moderazione dell'alcol e di gestione del peso.

6. Sensibilizzazione sui farmaci

Perché è importante? Alcuni farmaci possono aumentare il rischio di malattie reumatiche o peggiorarne i sintomi.

Suggerimento: si informi sull'importanza di informare il medico di tutti i farmaci che sta assumendo, compresi i rimedi naturali.

7. Protezione delle articolazioni

Perché è importante? Le lesioni possono precipitare o aggravare una condizione reumatica.

Suggerimento: sensibilizzare sull'importanza dell'equipaggiamento protettivo negli sport e consigliare una buona postura al lavoro e a casa.

L'educazione alla prevenzione in reumatologia è un investimento a lungo termine. Dando alle persone gli strumenti e le conoscenze necessarie per prendersi cura della propria salute muscolo-scheletrica, possiamo ridurre l'incidenza e la gravità delle malattie reumatiche, migliorando così la qualità della vita e riducendo l'onere per i sistemi sanitari.

Programmi di prevenzione
per i gruppi a rischio

Identificare e indirizzare i gruppi reumatologici a rischio è essenziale per mettere in atto programmi di prevenzione efficaci. Questi programmi sono progettati per anticipare, identificare precocemente e gestire i fattori di rischio, al fine di ridurre al minimo la probabilità di sviluppare la malattia reumatica o di ridurne la gravità.

1. Identificazione dei gruppi di rischio

Fattori genetici: individui con una storia familiare di malattie reumatiche.

Fattori comportamentali: chi ha uno stile di vita sedentario, chi fuma o beve eccessivamente.

Fattori occupazionali: persone che svolgono professioni che richiedono sforzi fisici ripetitivi o posture inadeguate.

2. Campagne di sensibilizzazione

Controlli medici regolari: incoraggiare i controlli medici annuali per una diagnosi precoce.

Opuscoli e workshop: diffondere informazioni su sintomi, rischi e prevenzione.

3. Programmi di formazione sul lavoro

Ergonomia: corso sull'adattamento delle postazioni di lavoro per ridurre lo stress sulle articolazioni.

Workshop sulla postura: insegnare le buone pratiche di sollevamento, di seduta e di piedi.

4. Interventi nutrizionali

Consigli alimentari: offra consigli su una dieta equilibrata, ricca di antinfiammatori naturali.

Programmi di gestione del peso: aiutare le persone in sovrappeso a raggiungere e mantenere un peso sano.

5. Programmi di esercizio adattati

Ginnastica dolce: lezioni di yoga o pilates per migliorare la flessibilità.

Esercizi di rafforzamento: allenamento per rafforzare i muscoli intorno alle articolazioni.

6. Cessazione del fumo e moderazione dell'alcol

Programmi di sostegno: gruppi di recupero, terapie comportamentali e farmaci.

7. Sensibilizzazione degli operatori sanitari

Formazione continua: aggiornare le conoscenze degli operatori sanitari sugli ultimi progressi nella prevenzione.

8. Programmi comunitari

Gruppi di supporto: creare gruppi per condividere esperienze e consigli.

Workshop educativi: organizzare regolarmente workshop nelle scuole, nei centri per anziani e in altre istituzioni.

La creazione di programmi di prevenzione per i gruppi a rischio è un approccio proattivo alla salute pubblica in reumatologia. Rivolgendosi in modo specifico ai soggetti più a rischio di sviluppare malattie reumatiche e fornendo loro le risorse e le conoscenze necessarie, è possibile ridurre l'incidenza di queste patologie e migliorare la qualità di vita di molti individui.

Vaccinazioni e profilassi specifiche per la reumatologia

I pazienti con malattie reumatiche, in particolare quelli che assumono immunosoppressori o agenti biologici, possono avere un sistema immunitario indebolito. Questo li rende più vulnerabili a certe infezioni. La vaccinazione e altre misure profilattiche sono quindi essenziali per proteggere questi pazienti.

1. Importanza della vaccinazione

Riduzione del rischio di infezioni: I pazienti reumatici sono spesso più suscettibili alle infezioni a causa della malattia stessa o dei farmaci che assumono.

Prevenire le complicazioni: alcune infezioni possono aggravare le malattie reumatiche o interferire con il loro trattamento.

2. Vaccini raccomandati

Influenza: vaccinazione annuale per proteggersi dall'influenza stagionale.

Pneumococco: contro le infezioni da pneumococco, come la polmonite.

Herpes zoster: per prevenire l'herpes zoster, in particolare nei pazienti anziani o in quelli che assumono immunosoppressori.

HBV e HCV: nei pazienti a rischio di esposizione.

HPV: per le giovani donne e alcuni giovani uomini, per prevenire i tumori associati al virus.

3. Vaccini da evitare

Vaccini vivi attenuati: come il vaccino antipolio orale o il vaccino BCG, che potrebbero causare infezioni nelle persone immunocompromesse.

4. Considerazioni sulla tempistica delle vaccinazioni

Prima di iniziare il trattamento immunosoppressivo, questo è spesso il momento migliore per somministrare i vaccini.

Per alcuni vaccini, può essere necessario attendere un certo periodo di tempo dopo l'interruzione o prima di iniziare il trattamento immunosoppressivo.

5. Profilassi antinfettiva

Antibiotici profilattici: per i pazienti ad alto rischio di infezione batterica.

Antimicotici: nei pazienti sottoposti a terapia immunosoppressiva e a rischio di infezioni fungine.

Profilassi della malaria: per i pazienti che viaggiano in aree dove la malaria è endemica.

6. Educazione del paziente

Capire l'importanza: spiegare perché le vaccinazioni e la profilassi sono fondamentali.

Effetti collaterali: informazioni sui possibili effetti collaterali e su cosa fare attenzione.

Mantenersi aggiornati: incoraggiare i pazienti a mantenere aggiornata la documentazione sulle vaccinazioni.

7. Follow-up medico

Test sierologici: per verificare l'immunità contro alcune malattie dopo la vaccinazione.

Controlli regolari: per individuare precocemente eventuali segni di infezione o complicazioni.

La gestione delle malattie reumatiche non si limita al trattamento della malattia stessa. Prendere in considerazione gli aspetti preventivi, come la vaccinazione e la profilassi, è essenziale per garantire una gestione globale del paziente, ridurre i rischi associati e migliorare la qualità della vita.

Capitolo 14

INSEGNAMENTO E FORMAZIONE IN REUMATOLOGIA

Ruolo del formatore infermieristico

Nel mondo della medicina in continua evoluzione, la formazione continua è fondamentale per garantire l'erogazione di un'assistenza di qualità. L'infermiere educatore svolge un ruolo centrale in questo senso, assicurando che gli infermieri attuali e futuri siano adeguatamente equipaggiati con le competenze e le conoscenze necessarie per eccellere nella loro professione.

1. Introduzione alla formazione infermieristica

   Storia: come il ruolo dell'infermiere educatore si è sviluppato nel tempo.

   Importanza: perché l'educazione è essenziale nella pratica infermieristica.

2. Sviluppo di programmi di formazione

   Analisi dei bisogni: identificare le aree in cui è necessaria la formazione.

   Sviluppo del curriculum: creazione di programmi di studio su misura per le esigenze identificate.

3. Tecniche di insegnamento

   Teorico vs. pratico: bilanciare l'insegnamento in classe con la formazione clinica.

   Metodi interattivi: uso di simulazioni, casi di studio e discussioni di gruppo.

4. Valutazione e feedback

   Valutazioni regolari: per garantire che gli infermieri acquisiscano le competenze richieste.

   Feedback costruttivo: fornire un feedback per migliorare le competenze e le conoscenze.

5. Formazione continua e specializzata

   Workshop e seminari: organizzazione di sessioni per presentare le ultime innovazioni e ricerche.

   Specialità infermieristiche: formazione di infermieri in settori specifici come la pediatria, l'oncologia o la reumatologia.

6. Mentoring e coaching

Orientamento per i nuovi infermieri: guidare i nuovi dipendenti attraverso le complessità del loro ruolo.

Sviluppo professionale: aiutare gli infermieri a identificare e raggiungere i loro obiettivi di carriera.

7. Collaborazione interprofessionale

Lavorare con altri professionisti della salute: garantire una formazione coerente e completa.

Scambi interdisciplinari: organizzare sessioni congiunte con altri professionisti della salute per promuovere la comprensione reciproca.

8. Orologio scientifico e tecnologico

Rimanere aggiornati: tenersi al passo con gli ultimi progressi nell'assistenza infermieristica e nella tecnologia medica.

Integrare nuove tecniche: adattare la formazione alle nuove metodologie e tecnologie.

9. Gestione e logistica

Pianificazione: organizzazione di sessioni di formazione per soddisfare le esigenze del personale.

Risorse: gestione dei manuali, delle attrezzature e delle altre risorse necessarie per la formazione.

10. Sfide e soluzioni

Resistenza al cambiamento: affrontare le barriere all'apprendimento.

Evoluzione costante: Adattare i programmi di formazione ai rapidi cambiamenti del settore medico.

L'educatore infermieristico è un pilastro del sistema sanitario, che assicura che gli infermieri non solo siano competenti, ma anche fiduciosi nella loro capacità di fornire un'assistenza eccellente. Attraverso la formazione, il tutoraggio e l'intelligenza professionale, aiutano a formare la prossima generazione di infermieri e a garantire l'eccellenza nell'assistenza ai pazienti.

Metodi e strumenti di insegnamento specifici per la reumatologia

Data la sua complessità e la natura interdisciplinare, la formazione in reumatologia richiede un approccio didattico specifico. Questo approccio si basa su una combinazione di metodi tradizionali e innovativi per offrire un'esperienza di apprendimento arricchente. Approfondiamo questi metodi e strumenti appositamente adattati all'insegnamento della reumatologia.

1. Simulazioni cliniche

   Manichini ad alta fedeltà: simulazione di scenari di pazienti reumatici per la pratica assistenziale.

   Scenari del dolore cronico: aiutare gli infermieri a comprendere e gestire il dolore associato alle condizioni reumatologiche.

2. Laboratori pratici

   Iniezioni intra-articolari: workshop dedicati a tecniche di iniezione specifiche.

   Fisioterapia: workshop per imparare le tecniche di riabilitazione specifiche per la reumatologia.

3. Studi di caso

   Discussioni interprofessionali: analisi di casi reali per sviluppare le competenze diagnostiche e terapeutiche.

   Feedback: per consentire agli infermieri di discutere i propri casi, le sfide e le soluzioni.

4. Moduli di e-learning

   Video esplicativi: su argomenti come la fisiopatologia delle malattie reumatiche.

   Quiz interattivi: verificano la comprensione e rafforzano l'apprendimento.

5. Anatomia 3D e realtà virtuale

   Modelli articolari in 3D: per capire come funzionano le articolazioni e come vengono influenzate.

Simulazioni di realtà virtuale: offrire un'immersione totale in scenari clinici.

6. Workshop di ascolto e comunicazione

Role-playing: simulazione di consultazioni per migliorare le capacità di comunicazione con i pazienti.

Formazione all'empatia: tecniche specifiche per comprendere e gestire le emozioni dei pazienti che soffrono di dolore cronico.

7. Giornale del club

Presentazione di articoli recenti: promuovere il monitoraggio scientifico e condividere gli ultimi progressi in reumatologia.

Discussioni critiche: analizzare e discutere nuovi metodi di trattamento e casi di studio.

8. Laboratori di gesti e posture

Prevenzione dei disturbi muscoloscheletrici: tecniche per evitare lesioni durante la movimentazione dei pazienti.

Ergonomia ospedaliera: adattare l'ambiente di lavoro per garantire la sicurezza di assistenti e pazienti.

9. Mentoring e tutoraggio

Programma di coaching: infermieri esperti guidano i novizi nel loro percorso di carriera in reumatologia.

Scambi regolari: sessioni dedicate al feedback e alla risoluzione dei problemi.

10. Piattaforme collaborative

Forum online: un luogo dove discutere di casi, condividere risorse e porre domande.

Webinar tematici: presentazioni online su argomenti specifici tenute da esperti.

La formazione in reumatologia richiede un approccio olistico che comprende sia le competenze tecniche che quelle umane. Grazie a una combinazione oculata di metodi e strumenti didattici, è possibile offrire agli infermieri una formazione completa e adeguata alle specificità della reumatologia, consentendo loro di fornire la migliore assistenza possibile ai loro pazienti.

Feedback e Le migliori pratiche di formazione

La formazione in reumatologia, come in altri campi medici, è in costante evoluzione con i progressi della tecnologia, delle tecniche e dei metodi di insegnamento. Oltre alle conoscenze teoriche, è fondamentale dare importanza al feedback e alle migliori pratiche. Questi elementi non solo aiutano a migliorare la qualità dell'insegnamento, ma anche ad adattare i corsi di formazione alle reali esigenze degli operatori sanitari.

1. L'importanza della testimonianza reale

    Esperienze di vita reale degli infermieri: la condivisione di storie di vita reale arricchisce la formazione evidenziando le sfide concrete e le soluzioni adottate.

    Testimonianze dei pazienti: offrono una visione unica della gestione delle malattie reumatiche e sottolineano l'importanza delle relazioni nell'assistenza.

2. Imparare facendo

    Tirocini clinici: le situazioni di vita reale sono ancora uno dei migliori metodi di apprendimento, in quanto consentono di applicare le conoscenze in un contesto pratico.

    Laboratori pratici: forniscono un ambiente sicuro in cui esercitarsi e padroneggiare le procedure tecniche specifiche della reumatologia.

3. Valutazione degli errori

    Analisi della situazione: guardare indietro agli errori del passato ci aiuta a capire le cause e ad evitare di ripeterli.

Feedback costruttivo: favorire un ambiente in cui il feedback viene dato e ricevuto in modo positivo incoraggia l'apprendimento continuo.

4. Aggiornamento costante delle conoscenze

Formazione continua: La reumatologia è un campo in evoluzione e i corsi di formazione devono essere regolarmente aggiornati.

Partecipazione a conferenze e simposi: Questi eventi riuniscono esperti di diversa estrazione e offrono l'opportunità di scoprire gli ultimi progressi.

5. L'uso di tecnologie moderne

Piattaforme di e-learning: i media digitali forniscono un accesso flessibile e personalizzato alla formazione.

Realtà virtuale: l'immersione in situazioni simulate rafforza l'apprendimento e la prepara meglio alle situazioni della vita reale.

6. L'importanza dell'insegnamento attivo

Metodi partecipativi: incoraggiare gli studenti a partecipare attivamente rafforza il loro impegno e incoraggia la memorizzazione.

Lavoro di gruppo: incoraggia la discussione, la collaborazione e l'apprendimento reciproco.

7. Valutazione regolare

Quiz e test pratici: vengono utilizzati per misurare la comprensione e identificare eventuali lacune da colmare.

Valutazioni a 360 gradi: forniscono una visione complessiva delle competenze acquisite e delle aree di miglioramento.

8. Condividere le migliori pratiche

Gruppi di lavoro: riunire i professionisti per scambiare metodi e suggerimenti incoraggia la diffusione di buone pratiche.

Pubblicazioni: scrivere e condividere articoli o manuali su tecniche o metodi comprovati.

Per essere pienamente efficace, la formazione in reumatologia deve essere dinamica, incentrata sul discente e adattata alle realtà del settore. Sfruttando al massimo il feedback e incorporando le migliori prassi, è possibile formare infermieri competenti, fiduciosi e pronti a fornire un'assistenza di qualità ai loro pazienti.

Capitolo 15

GESTIONE DEL FINE VITA E CURE PALLIATIVE

Comprendere la fase terminale malattie reumatiche

La fase terminale di una malattia è un momento delicato e difficile, sia per il paziente che per la sua famiglia. In reumatologia, sebbene molte malattie siano croniche ed evolvano nell'arco di diversi anni, alcune possono raggiungere una fase grave che può essere pericolosa per la vita. La comprensione di questa fase è fondamentale per gli operatori sanitari, al fine di fornire un'assistenza e un supporto adeguati.

1. Definizione della fase terminale

   Caratteristiche: fase in cui la malattia è in fase avanzata, non risponde più al trattamento e i sintomi peggiorano progressivamente.

   Durata: questa fase può durare settimane, mesi o addirittura anni, a seconda della malattia.

2. Malattie reumatiche interessate

   Malattie sistemiche: come il lupus eritematoso sistemico, che può colpire diversi organi vitali.

   Complicazioni delle malattie reumatiche: alcuni pazienti possono sviluppare complicazioni cardiache, polmonari o renali come conseguenza della loro malattia reumatica.

3. Sintomi e segni della fase terminale

   Dolore intenso: Nonostante il trattamento analgesico.

   Stanchezza grave: la minima attività diventa estenuante.

   Disfunzione d'organo: insufficienza cardiaca, renale o respiratoria.

   Cambiamenti nelle condizioni generali: perdita di appetito, perdita di peso, apatia.

4. Assistenza medica

Sollievo sintomatico: l'enfasi è sulla qualità di vita del paziente.

Adattare i trattamenti: alcuni farmaci possono essere sospesi, altri introdotti per il comfort del paziente.

Cure palliative: vengono utilizzate quando i trattamenti curativi non sono più efficaci.

5. Supporto psicologico ed emotivo

Supporto psicologico: aiutare i pazienti ad affrontare la progressione della loro malattia.

Gestire l'ansia e la depressione: sono comuni in questa fase.

Aiuto nel processo decisionale: riguardo al trattamento, alle cure di fine vita e alle direttive anticipate.

6. Il ruolo dell'infermiere

Ascolto ed empatia: gli infermieri sono spesso il primo punto di contatto con i pazienti e le loro famiglie.

Coordinamento dell'assistenza: in collaborazione con il medico, il fisioterapista e lo psicologo.

Educazione: aiutare i pazienti e le loro famiglie a comprendere la malattia, le sue implicazioni e le opzioni di trattamento.

7. Sostegno dei propri cari

Sostegno precoce al lutto: sapere che la fine è vicina può innescare il processo di lutto anche prima della morte.

Orientamento e risorse: indirizzare i familiari verso associazioni, gruppi di sostegno o professionisti della salute mentale.

8. Etica e fine vita

Rispetto delle scelte del paziente: in termini di cure, trattamenti troppo intensivi o cure palliative.

Direttive anticipate: documento in cui il paziente esprime i suoi desideri in merito alla fine della sua vita.

Etica della beneficenza e della non-maleficenza: il benessere del paziente è al centro delle nostre preoccupazioni.

La fase terminale delle malattie reumatiche è un momento impegnativo, sia dal punto di vista medico che emotivo. Richiede un approccio olistico e centrato sul paziente, offrendo a quest'ultimo la migliore qualità di vita possibile, un sostegno costante e un profondo rispetto per le sue scelte e la sua dignità.

Comunicazione con il paziente e la famiglia

La comunicazione è una pietra miliare dell'assistenza infermieristica, e questo è particolarmente rilevante nel contesto della reumatologia, dove i pazienti convivono con condizioni croniche che possono avere un impatto profondo non solo su di loro, ma anche su coloro che li circondano. Approcciare la comunicazione con compassione, comprensione e abilità è fondamentale per garantire un'assistenza olistica.

1. I principi fondamentali della comunicazione

Ascolto attivo: si tratta di essere pienamente presenti, osservare il linguaggio del corpo del paziente e rispondere in modo appropriato.

Empatia: mettersi nei panni del paziente, comprendendo le sue emozioni e preoccupazioni.

Chiarezza: utilizzare un linguaggio semplice, evitare il gergo medico e assicurarsi che il paziente e la sua famiglia comprendano le informazioni.

2. Comunicazione con il paziente

Valutare la comprensione: chiedere regolarmente al paziente se ha capito o se ha delle domande.

Adattarsi al livello di conoscenza del paziente: ogni paziente è diverso, ed è importante adattarsi al suo livello di comprensione.

Riservatezza: discutere sempre le informazioni mediche in privato.

3. Comunicazione con la famiglia

Riconoscimento del loro ruolo: i parenti spesso svolgono un ruolo chiave nell'assistenza, nell'accompagnamento e nel sostegno dei pazienti.

Inclusione nelle discussioni: a meno che il paziente non si opponga, coinvolga la famiglia nelle discussioni sul trattamento e sull'assistenza.

Fornire risorse: indirizzare la famiglia verso risorse utili come gruppi di sostegno, libri o associazioni.

4. Comunicazione su diagnosi e trattamento

Informazioni complete: spiegare la natura della malattia, i sintomi, i possibili trattamenti e gli effetti collaterali.

Approccio graduale: a volte può essere utile introdurre le informazioni in modo graduale, soprattutto se sono sconvolgenti.

Lavorare con il medico: garantire la coerenza delle informazioni fornite ai pazienti e alle loro famiglie.

5. Affrontare argomenti sensibili

Dare una cattiva notizia: affrontare la situazione con delicatezza, essendo presente e disponibile a rispondere a qualsiasi domanda.

Discussioni sulla fine della vita: discutere di cure palliative, direttive anticipate o desideri del paziente.

Gestire le emozioni: riconoscere e convalidare le emozioni dei pazienti e dei loro familiari e offrire un supporto emotivo.

6. Risoluzione dei conflitti
  - **Approccio proattivo**: anticipare le potenziali fonti di conflitto, come le aspettative non soddisfatte o le incomprensioni.
  - **Ascolto e convalida**: ascoltare le preoccupazioni, senza giudicare.
  - **Mediazione**: a volte può essere utile l'intervento di una terza parte neutrale, come un assistente sociale.

La comunicazione è al centro della relazione sanitaria. Per essere efficace, richiede formazione, pratica e riflessione. Gli infermieri di reumatologia, di fronte a pazienti con malattie croniche, hanno il difficile compito di comunicare con compassione e competenza, rispettando le esigenze e i desideri dei pazienti e delle loro famiglie.

Supporto emotivo e fisico durante la fase di fine vita

La fase di fine vita è uno dei periodi più delicati e intensi dell'assistenza medica. Per i pazienti con malattie reumatiche, questa fase può essere caratterizzata da un progressivo deterioramento, da un aumento del dolore e da una profonda riflessione sulla vita e sulla morte. Per gli infermieri, è un momento in cui devono ascoltare attentamente, essere presenti per confortare e fornire un'assistenza adeguata, sia emotivamente che fisicamente.

1. Supporto emotivo: una presenza rassicurante
  - **Ascolto attivo**: consentire ai pazienti di esprimersi, condividendo le loro paure, i loro rimpianti e i loro desideri.
  - **Convalida delle emozioni**: riconoscere e convalidare i sentimenti del paziente, siano essi tristi, arrabbiati, frustrati o accettati.

Supporto spirituale: se il paziente lo desidera, facilita l'accesso al supporto spirituale, sia esso religioso o di altro tipo.

Sostegno alla famiglia: anche le persone a lei vicine stanno vivendo intensamente questa fase. È fondamentale sostenerle, rassicurarle e rispondere alle loro domande.

2. Alleviare il dolore: una priorità

Valutazione regolare: utilizzare gli strumenti di valutazione del dolore per adattare i trattamenti di conseguenza.

Terapie combinate: combinare i farmaci con altri approcci, come la fisioterapia, il rilassamento o la meditazione.

Comunicare con il team di cura: Lavorare a stretto contatto con il medico e l'équipe per garantire una gestione ottimale del dolore.

3. Supporto fisico: garantire il comfort

Cura del comfort: può includere un massaggio delicato, un riposizionamento regolare per prevenire le piaghe da decubito e l'uso di cuscini.

Idratazione e nutrizione: adattare la dieta alle esigenze e alle capacità del paziente, mantenendolo idratato.

Cure palliative: mirano a garantire la migliore qualità di vita possibile, alleviando il dolore e altri sintomi fastidiosi.

4. Preparazione alla morte

Dialogo aperto: se il paziente lo desidera, discutere della morte, delle aspettative e dei desideri per la fine della vita.

Direttive anticipate: garantire che i desideri del paziente in merito alle cure e agli interventi siano chiaramente compresi e rispettati.

Presenza: essere semplicemente presenti, offrire una mano da stringere, una spalla su cui piangere.

5. Supporto dopo la morte

Supporto alla famiglia: offrire ascolto, aiutare con le procedure post-mortem, indirizzare le persone verso risorse o gruppi di supporto.

Rituali: rispettare e facilitare i rituali o le cerimonie che sono importanti per la famiglia o per il defunto.

Cura del corpo: trattare il corpo con rispetto e dignità.

L'assistenza alla fine della vita è un onore, ma anche una sfida. Richiede profonda umanità, competenza clinica e capacità di essere presenti nei momenti più difficili. Per gli infermieri di reumatologia, questa fase è un'opportunità per offrire un sostegno inestimabile, un conforto e una migliore qualità di vita fino alla fine.

Capitolo 16

RIFLESSIONI
E
PROSPETTIVE
PER IL FUTURO

Le principali sfide future in reumatologia

La reumatologia, come tutte le branche della medicina, è in continua evoluzione. Sebbene siano stati fatti molti progressi nella comprensione e nel trattamento delle malattie reumatiche, all'orizzonte si profilano nuove sfide, che costringono gli operatori sanitari ad adattarsi e innovare. Ecco una panoramica dei principali problemi che la reumatologia dovrà affrontare nei prossimi anni.

1. Assistenza personalizzata
Con lo sviluppo della medicina personalizzata, la sfida consiste nell'adattare i trattamenti alle caratteristiche genetiche, ambientali e molecolari di ciascun paziente. Questo ottimizzerà l'efficacia dei trattamenti, riducendo al minimo gli effetti collaterali.

2. Malattie autoimmuni
Il numero di persone colpite da malattie autoimmuni, molte delle quali sono malattie reumatiche, è in aumento. Comprendere i meccanismi sottostanti e sviluppare trattamenti più mirati e meno immunosoppressivi è una sfida importante.

3. Aumento dell'aspettativa di vita
Con l'invecchiamento della popolazione, la prevalenza delle malattie reumatiche legate all'età, come l'osteoartrite, è destinata ad aumentare. Ciò solleva domande sulla gestione a lungo termine di queste condizioni e sulla prevenzione.

4. L'evoluzione della resistenza agli antibiotici
L'uso di antibiotici nel trattamento di alcune malattie reumatiche, come l'artrite reattiva, potrebbe essere compromesso dall'aumento della resistenza batterica, rendendo necessarie alternative terapeutiche.

5. Tecnologia e telemedicina

L'integrazione della tecnologia nel monitoraggio dei pazienti, sia attraverso le app, gli indossabili o la telemedicina, offre opportunità ma pone anche sfide in termini di etica, riservatezza e formazione.

6. Educazione e prevenzione

Informare il pubblico sulle malattie reumatiche, i loro sintomi, i fattori di rischio e l'importanza della diagnosi precoce è fondamentale per ridurre l'impatto di queste condizioni.

7. Disuguaglianze nell'accesso all'assistenza sanitaria

Garantire un accesso equo ai trattamenti, in particolare a quelli più recenti e costosi, è una sfida globale. È essenziale affrontare le disparità socio-economiche e geografiche.

8. Il ruolo crescente delle terapie alternative

La crescente popolarità degli approcci alternativi o complementari, come l'osteopatia, l'agopuntura o le diete antinfiammatorie, richiede una valutazione rigorosa della loro efficacia e della loro integrazione nell'assistenza globale.

9. Ricerca e finanziamenti

La ricerca reumatologica ha bisogno di finanziamenti adeguati per continuare a progredire. In un panorama economico fluttuante, garantire risorse sostenibili per la ricerca è una questione cruciale.

10. Il benessere degli operatori sanitari

L'assistenza ai pazienti è impegnativa. Garantire il benessere ed evitare il burnout di infermieri, medici e altro personale è essenziale per mantenere un livello di assistenza ottimale.

Di fronte a queste sfide, la reumatologia deve continuare a evolversi, adattarsi e innovare. Se da un lato queste sfide rappresentano degli ostacoli, dall'altro sono anche delle opportunità per la disciplina di rinnovarsi e offrire ai pazienti un'assistenza sempre più efficace e umana.

Il ruolo dell'infermiere di fronte al cambiamento del sistema sanitario

Il sistema sanitario sta attraversando una serie di cambiamenti: progressi tecnologici, evoluzione della demografia medica, patologie sempre più complesse, questioni etiche ed economiche e crescenti aspettative dei pazienti. Al centro di questo vortice, gli infermieri svolgono un ruolo centrale, adattandosi e innovando per soddisfare le nuove esigenze, preservando la qualità dell'assistenza. Scopriamo insieme come gli infermieri si stanno adattando e contribuiscono a questi cambiamenti.

1. Promuovere la prevenzione
Con l'aumento delle malattie croniche, gli infermieri sono spesso il primo punto di contatto con i pazienti. Svolgono un ruolo chiave nella promozione di stili di vita sani, nella prevenzione delle malattie e nelle vaccinazioni.

2. Esperto in telemedicina
La telemedicina ha guadagnato terreno, in particolare con la pandemia COVID-19. Gli infermieri sono formati all'uso di questi strumenti, che consentono il monitoraggio a distanza dei pazienti e garantiscono la continuità dell'assistenza.

3. Coordinatore del percorso di cura
Con la crescente complessità delle malattie, gli infermieri sono responsabili del coordinamento dell'assistenza tra diversi professionisti della salute. Assicurano che i pazienti

ricevano un'assistenza armonizzata e adatta alla loro situazione.

4. Attore nell'educazione terapeutica
Gli infermieri insegnano ai pazienti a comprendere meglio la loro malattia, a gestire il trattamento e ad anticipare le complicazioni, aumentando così la loro autonomia.

5. Il relè umano in un mondo tecnologico
Nonostante l'integrazione della tecnologia nell'assistenza, la dimensione umana rimane fondamentale. Gli infermieri sono spesso il volto rassicurante, l'orecchio che ascolta e offre sostegno emotivo ai pazienti.

6. Osservatorio etico
Di fronte ai dilemmi etici che la medicina moderna può porre, gli infermieri si pongono come custodi dei valori fondamentali dell'assistenza: il rispetto della dignità, del consenso e dei diritti del paziente.

7. Formatore e mentore
Con pratiche e conoscenze in costante evoluzione, l'infermiere esperto svolge il ruolo di formatore e mentore per i nuovi arrivati nella professione, assicurando che le competenze vengano trasmesse.

8. Innovatore nell'assistenza infermieristica
Gli infermieri sono spesso all'avanguardia nell'innovazione dell'assistenza, proponendo nuovi approcci o tecniche per migliorare la qualità e l'efficacia degli interventi.

9. Ambasciatore del lavoro interdisciplinare
Gli infermieri svolgono un ruolo essenziale nel lavoro di squadra, lavorando a stretto contatto con medici, farmacisti, fisioterapisti e altri professionisti per promuovere un'assistenza completa.

10. Sostenitore dell'equità nella salute

Consapevoli delle disuguaglianze nell'accesso alle cure, gli infermieri si impegnano a promuovere una salute equa, assicurando che ogni paziente, indipendentemente dalla sua situazione, benefici di un'assistenza di qualità.

Gli infermieri, in virtù della loro posizione unica tra il paziente e il sistema sanitario, sono attori chiave nello sviluppo di quest'ultimo. La loro capacità di adattarsi, innovare e porre il paziente al centro della loro pratica assicura che il sistema sanitario rimanga decisamente incentrato sull'uomo, nonostante gli sconvolgimenti e le sfide della modernità.

Importanza dell'innovazione e adattabilità

In un mondo in cui la medicina e la tecnologia avanzano a rotta di collo, l'innovazione e l'adattabilità sono diventate competenze essenziali per gli operatori sanitari, in particolare per quelli che lavorano in reumatologia. Scopriamo perché e come queste due qualità sono diventate fattori chiave in questo settore specifico.

L'emergere di nuove terapie

La reumatologia, come molte altre specialità mediche, è testimone della regolare comparsa di nuove terapie. Che si tratti di farmaci biologici rivoluzionari o di tecniche di riabilitazione avanzate, l'innovazione è costante. Per gli infermieri di reumatologia, tenersi aggiornati è fondamentale. Devono adattarsi rapidamente per comprendere, somministrare ed educare i pazienti su queste nuove opzioni terapeutiche.

Integrare la tecnologia

L'era digitale ha introdotto tecnologie come le applicazioni di monitoraggio dei sintomi, i dispositivi indossabili per misurare gli indicatori fisiologici e le piattaforme di telemedicina. L'adattabilità consente agli infermieri di familiarizzare con questi strumenti, di comprenderne i vantaggi e i limiti e di incorporarli nell'assistenza al paziente.

Soddisfare le diverse esigenze dei pazienti

Ogni paziente è unico. Con l'affermarsi dell'assistenza personalizzata, gli infermieri devono essere innovativi nell'adattare i piani di assistenza alle esigenze, alle preferenze e alle circostanze individuali di ciascun paziente.

Anticipare i cambiamenti nella patologia

La natura progressiva delle malattie reumatiche richiede un monitoraggio attento e la capacità di anticipare i cambiamenti. L'adattabilità consente agli infermieri di adattare l'assistenza e di agire in modo proattivo di fronte a potenziali complicazioni.

Collaborazione interprofessionale

L'approccio collaborativo in medicina richiede la collaborazione con diversi professionisti (medici, fisioterapisti, psicologi). L'innovazione facilita l'implementazione di nuovi metodi di lavoro in team, mentre l'adattabilità permette di navigare efficacemente all'interno di questi team interdisciplinari.

Formazione continua e formazione dei pazienti

L'evoluzione del panorama medico richiede una formazione continua. Gli infermieri, oltre a formarsi, devono essere in grado di innovare i metodi educativi per trasmettere efficacemente le informazioni ai pazienti.

Affrontare eventi imprevisti e situazioni di crisi

In un reparto di reumatologia, possono verificarsi situazioni inaspettate, che si tratti di una reazione inattesa a un farmaco o di una crisi acuta. L'adattabilità consente agli infermieri di reagire rapidamente, mentre l'innovazione può offrire soluzioni alternative in assenza di protocolli consolidati.

L'innovazione e l'adattabilità non sono solo parole d'ordine: sono al centro della moderna pratica reumatologica. Consentono agli infermieri di fornire un'assistenza ottimale, di anticipare le sfide e di evolvere con il panorama medico in costante cambiamento. Nella ricerca di un'assistenza ottimale al paziente, queste qualità sono preziose.

Capitolo 17

GLI INFERMIERI DEVONO AFFRONTARE LE SFIDE PEDIATRICHE IN REUMATOLOGIA

Caratteristiche specifiche delle malattie reumatiche nei bambini

La reumatologia pediatrica è una sottospecialità a sé stante, che si concentra sulle malattie reumatiche che colpiscono i bambini. Sebbene alcune di queste malattie possano assomigliare a quelle che si riscontrano negli adulti, esse presentano tuttavia caratteristiche specifiche nell'infanzia, sia nelle loro manifestazioni che nel modo in cui vengono gestite.

Lo spettro delle malattie reumatiche nei bambini

Artrite idiopatica giovanile **(JIA)**: è la forma più comune di artrite cronica nei bambini. Comprende diversi sottotipi, ciascuno con le proprie caratteristiche e sfide terapeutiche.

Lupus eritematoso sistemico (LES): sebbene sia meno comune nei bambini rispetto agli adulti, può essere più grave nei pazienti giovani.

Sindromi dolorose muscolo-scheletriche: sono comuni nell'infanzia e possono essere causate da fattori diversi come la crescita, i livelli di attività o persino lo stress.

Vasculite: Queste infiammazioni dei vasi sanguigni possono colpire vari organi e manifestarsi in molti modi diversi nei bambini.

Manifestazioni cliniche: una gamma variegata di sintomi.

I bambini possono non esprimere o verbalizzare il dolore come gli adulti. Segni come la zoppia mattutina, la rigidità o persino i problemi comportamentali possono essere indicatori di una malattia reumatica.

Sfide diagnostiche

Sintomi non specifici: nei bambini, i sintomi possono essere vaghi e imitare altre condizioni comuni, come le infezioni virali.

Importanza dell'anamnesi clinica: la raccolta di un'anamnesi dettagliata è fondamentale, poiché i bambini potrebbero non ricordare o articolare chiaramente il decorso dei loro sintomi.

Gestione terapeutica

Farmaci: i farmaci utilizzati per il trattamento degli adulti possono richiedere aggiustamenti della dose per i bambini, e alcuni potrebbero non essere approvati per l'uso pediatrico.

Riabilitazione: la fisioterapia e la fisioterapia svolgono un ruolo centrale nella gestione delle condizioni reumatiche nei bambini, aiutando a mantenere la funzionalità e a ridurre il dolore.

Supporto psicosociale: le malattie croniche possono avere un impatto significativo sul benessere emotivo del bambino. L'assistenza deve quindi includere anche un supporto psicologico ed educativo.

Impatto sullo sviluppo e sulla crescita

• Alcune malattie reumatiche e i farmaci utilizzati per trattarle possono influenzare la crescita e lo sviluppo del bambino. Un attento monitoraggio della crescita, della maturazione ossea e della pubertà è essenziale.

La famiglia al centro dell'assistenza

• La cura di un bambino con una malattia reumatica richiede spesso una stretta collaborazione con la famiglia. Il ruolo dei genitori è fondamentale per garantire l'aderenza al trattamento, comprendere le esigenze del bambino e fornire il necessario supporto emotivo.

Le malattie reumatiche nei bambini presentano una serie di sfide e considerazioni uniche. Una comprensione approfondita di queste particolarità consente agli operatori sanitari, in particolare agli infermieri, di fornire un'assistenza adeguata e olistica, incentrata sul benessere generale del bambino.

Comunicazione e approcci specifici per la pediatria

Comunicare con i bambini, soprattutto quando si tratta di questioni mediche, richiede sensibilità, pazienza e una comprensione sfumata delle tappe dello sviluppo. Gli infermieri pediatrici, in particolare in un ambiente specializzato come la reumatologia, devono padroneggiare l'arte di comunicare non solo con i bambini, ma anche con le loro famiglie.

Capire i bambini nelle diverse età

I neonati: La comunicazione è non verbale. Presti attenzione ai segnali del corpo e al pianto e cerchi di creare un ambiente rilassante.

Bambini piccoli: sono egocentrici e possono avere difficoltà a capire il punto di vista degli altri. Utilizzi giocattoli o bambole per spiegare e rassicurare spesso.

Bambini in età prescolare: a questa età, il pensiero magico è comune. Quindi è essenziale essere concreti e semplici, e rassicurare contro le false credenze (come "è colpa mia se sono malato").

Bambini in età scolare: iniziano a capire la logica e possono essere curiosi. Sia onesto, usi spiegazioni semplici e incoraggi le domande.

Adolescenti: La ricerca dell'indipendenza e la definizione della loro identità sono centrali. Sia rispettoso e onesto, e dia loro una certa autonomia nella cura.

Tecniche di comunicazione efficace

Linguaggio appropriato: utilizzare parole e concetti adatti all'età. Eviti il gergo medico.

Visualizzazione: utilizzare immagini, giocattoli, bambole o anche applicazioni e video per spiegare procedure o condizioni.

Ascolto attivo: mostri a suo figlio che è pienamente presente e interessato a ciò che ha da dire.

Domande aperte: Incoraggi i bambini a condividere i loro sentimenti e le loro preoccupazioni.

Coinvolgimento dei genitori e della famiglia

Partnership: considerare i genitori come partner nell'assistenza. Conoscono meglio il loro bambino e possono fornire informazioni preziose.

Educazione: fornire ai genitori risorse e informazioni in modo che comprendano la condizione del loro bambino e la cura necessaria.

Sostegno emotivo: riconoscere e convalidare le emozioni dei genitori, che possono sentirsi stressati, colpevoli o sopraffatti.

Considerazioni culturali ed etiche

Rispetto delle credenze: non tutte le famiglie hanno le stesse credenze o pratiche sanitarie. È fondamentale rispettare e comprendere queste differenze.

Consenso informato: si assicuri che i genitori (e, se del caso, i bambini più grandi) comprendano tutte le procedure, i benefici e i rischi connessi.

La comunicazione pediatrica è sia un'arte che una scienza. Richiede sensibilità alle mutevoli esigenze dei bambini nelle diverse fasi dello sviluppo, oltre a una stretta collaborazione con la famiglia. Padroneggiando queste competenze, gli infermieri possono garantire che i bambini ricevano un'assistenza adeguata e compassionevole.

Sostegno alla famiglia e integrazione scolastica

Quando a un bambino viene diagnosticata una malattia reumatica, ciò ha un impatto profondo non solo su di lui, ma anche sulla sua vita familiare e scolastica. Il ruolo dell'infermiere non si limita alla somministrazione di cure

147

mediche, ma implica anche l'offerta di un supporto per l'integrazione armoniosa del bambino nel suo ambiente familiare e scolastico.

1. L'impatto sulla famiglia

Emozioni dei genitori: la diagnosi può scatenare una serie di emozioni nei genitori, dalla negazione al senso di colpa, dalla rabbia alla tristezza. Comprendere e convalidare queste emozioni è il primo passo per aiutare la famiglia ad adattarsi.

Informazione ed educazione: armare la famiglia di conoscenze è essenziale. Spiegare la malattia, il trattamento e la prognosi può aiutare ad alleviare le paure e le incertezze.

Fratelli e sorelle: i fratelli e le sorelle possono sentirsi trascurati o gelosi dell'attenzione prestata al bambino malato. È fondamentale rispondere alle loro esigenze e includerli nel processo di cura.

Aiuto esterno: incoraggiare le famiglie a cercare gruppi di sostegno o terapie familiari può essere utile.

2. Integrazione scolastica

Collegamento con la scuola: le infermiere possono svolgere un ruolo di collegamento, informando la scuola della condizione del bambino, delle sue esigenze specifiche e degli eventuali adattamenti necessari.

Adattamenti scolastici: a seconda della gravità della malattia, potrebbero essere necessari degli adattamenti: pause extra, attrezzature ergonomiche, tempo extra per gli esami, ecc.

Sensibilizzazione dei coetanei: con il consenso del bambino e della sua famiglia, l'organizzazione di sessioni di sensibilizzazione può aiutare i compagni di classe a comprendere e sostenere il bambino malato.

Supporto psicologico: uno psicologo o un consulente scolastico può aiutare i bambini a gestire lo stress, le paure e le preoccupazioni relative alla malattia e alla vita scolastica.

Monitoraggio accademico: i periodi di assenza possono influire sul rendimento accademico del bambino. Il coordinamento con gli insegnanti per fornire materiale extra o sessioni di recupero può essere utile.

3. Bilanciare la vita familiare e scolastica

Routine quotidiana: stabilire una routine può aiutare i bambini a sentirsi più sicuri e a gestire meglio la malattia.

Incoraggiare l'autonomia: permettere ai bambini di assumersi la responsabilità della propria salute in base all'età può aumentare la loro autostima.

Attività extrascolastiche: i bambini non devono essere esclusi dalle attività ricreative a causa della loro malattia. La valutazione e gli adattamenti possono consentire una partecipazione sicura e gratificante.

La diagnosi di una malattia reumatica in un bambino richiede un approccio olistico che comprenda la famiglia e la scuola. Gli infermieri, con la loro esperienza e compassione, sono nella posizione ideale per sostenere il bambino e la sua famiglia, assicurando un'integrazione armoniosa e una qualità di vita ottimale.

Capitolo 18

MALATTIE REUMATOLOGICHE RARE E POCO CONOSCIUTE

Riconoscere i sintomi atipici

In reumatologia, come in altre specialità mediche, ci sono sintomi classici che di solito indicano una diagnosi precisa. Tuttavia, ogni paziente è unico e può presentare manifestazioni atipiche, rendendo la diagnosi più complessa. Per gli infermieri, riconoscere questi sintomi insoliti è fondamentale per un trattamento rapido ed efficace.

1. Comprendere lo standard
Prima di identificare ciò che è atipico, è essenziale conoscere i sintomi classici associati alle malattie reumatiche. Per esempio, i dolori articolari, il gonfiore e la rigidità sono sintomi tipici dell'artrite reumatoide.
2. Sintomi atipici comuni

Disturbi neurologici: alcuni pazienti possono avvertire intorpidimento, formicolio o altri disturbi neurologici non direttamente correlati alle articolazioni.

Manifestazioni cutanee: eruzioni cutanee, noduli o altre anomalie cutanee non tipicamente associate a una specifica malattia reumatica.

Disturbi gastrointestinali: nausea, disturbi digestivi o dolore addominale inspiegabile.

Sintomi cardiaci: alcuni disturbi reumatici possono colpire il cuore, provocando palpitazioni o dolore toracico atipico.
3. Importanza della storia
Un interrogatorio dettagliato del paziente è essenziale. A volte i sintomi che sembrano non correlati a prima vista possono, se combinati con altre informazioni, suggerire una malattia reumatica.
4. L'impatto dei sintomi atipici

Ritardi diagnostici: sintomi insoliti possono portare a errori o ritardi diagnostici.

Complessità del trattamento: I sintomi atipici possono richiedere approcci terapeutici aggiuntivi o diversi.

5. Ascoltare e osservare
- Il ruolo dell'infermiere non si limita a riconoscere i sintomi descritti nei libri. L'osservazione attenta e l'ascolto attivo dei pazienti sono essenziali. Ciò che i pazienti non dicono può essere altrettanto rivelatore di ciò che dicono.
6. Lavorare con il team medico
- Quando viene identificato un sintomo atipico, è fondamentale informare l'équipe medica, in modo che possa essere valutato e gestito in modo appropriato.

Riconoscere i sintomi atipici in reumatologia è una sfida, ma è essenziale se i pazienti devono essere assistiti correttamente. Gli infermieri, grazie al loro contatto diretto e regolare con i pazienti, sono spesso i primi a individuare queste anomalie. La formazione continua, l'ascolto attivo e la stretta collaborazione con il team medico sono la chiave per affrontare queste situazioni in modo efficace.

L'importanza della ricerca e dei casi di studio

La reumatologia, come tutti i campi medici, è in continua evoluzione. Ogni giorno vengono fatte nuove scoperte ed emergono nuovi metodi di trattamento. Per gli infermieri di reumatologia, tenersi aggiornati sulle ultime ricerche e sui casi di studio è essenziale non solo per fornire la migliore assistenza possibile, ma anche per comprendere la complessità delle malattie reumatiche.

1. Medicina in costante evoluzione
La comprensione delle malattie reumatiche è progredita notevolmente negli ultimi decenni. Ciò è stato reso

153

possibile da innumerevoli studi di ricerca e relazioni di casi che hanno fatto luce sui meccanismi alla base delle malattie, sulle loro manifestazioni cliniche e sui potenziali trattamenti.

2. Casi di studio: un potente strumento didattico

Prospettiva di vita reale: i casi di studio offrono uno sguardo sulla realtà dei pazienti, illustrando le sfide diagnostiche e terapeutiche in situazioni reali.

Imparare facendo: piuttosto che concentrarsi solo sulla teoria, i casi di studio permettono agli infermieri di applicare le loro conoscenze in scenari pratici, rafforzando la loro comprensione.

3. La ricerca: la forza trainante del progresso

Scoperta di nuovi trattamenti: la ricerca clinica e di base porta allo sviluppo di nuove terapie, migliorando la qualità di vita dei pazienti.

Comprendere i meccanismi delle malattie: gli studi scientifici aiutano a decifrare i processi patologici sottostanti, portando potenzialmente a interventi preventivi o curativi.

4. Partecipazione alla ricerca

Ruolo attivo per gli infermieri: gli infermieri possono svolgere un ruolo attivo nella ricerca, reclutando pazienti per gli studi clinici, raccogliendo dati o lavorando a fianco dei ricercatori.

Formazione continua: la partecipazione alla ricerca assicura anche un costante aggiornamento delle conoscenze, che è essenziale in un campo così dinamico come la reumatologia.

5. Integrare le scoperte nella pratica quotidiana

• L'obiettivo finale della ricerca è migliorare l'assistenza ai pazienti. Gli infermieri svolgono un ruolo essenziale nell'applicazione delle nuove conoscenze alla pratica clinica, assicurando che i pazienti beneficino degli ultimi progressi.

La ricerca e la casistica non sono solo esercizi accademici: sono il cuore pulsante della medicina moderna. Per gli infermieri di reumatologia, essere coinvolti in questo campo in costante evoluzione significa impegnarsi a fornire la migliore assistenza possibile ai loro pazienti, contribuendo al contempo alla ricchezza di conoscenze della comunità medica.

Accompagnare e sostenere i pazienti con malattie rare

Le malattie rare, sebbene siano per definizione poco comuni, possono presentare sfide significative per i pazienti, le loro famiglie e gli operatori sanitari. In reumatologia, queste malattie possono essere ancora più complesse, poiché spesso comportano sintomi dolorosi e deficit funzionali. Per gli infermieri reumatologi, fornire un supporto adeguato a questi pazienti richiede una profonda comprensione, empatia e competenze specifiche.

1. Definizione e presentazione delle malattie rare in reumatologia

Che cos'è una malattia rara? Criteri specifici classificano una malattia come 'rara', spesso in base alla sua prevalenza.

Esempi tipici: alcune malattie autoimmuni, sindromi genetiche o condizioni infiammatorie possono essere rare ma presentare sintomi reumatologici.

2. Sfide specifiche associate alle malattie rare

Diagnosi: la rarità può portare a ritardi nella diagnosi a causa della mancanza di consapevolezza o di una presentazione atipica.

Mancanza di informazioni: per i pazienti e le loro famiglie può essere difficile trovare informazioni affidabili e comprensibili sulla loro malattia.

Isolamento: i pazienti possono sentirsi isolati o incompresi a causa della rarità della loro condizione.

3. Il ruolo cruciale dell'infermiere di reumatologia

Educazione del paziente: fornire informazioni accurate e aggiornate sulla malattia, sui trattamenti disponibili e sulle prospettive.

Ascolto attivo: offrire uno spazio in cui i pazienti possano esprimere le loro paure, frustrazioni e speranze.

Coordinamento delle cure: lavorare a stretto contatto con un team multidisciplinare per garantire un'assistenza olistica.

4. Supporto emotivo e psicologico

Sostegno al processo di lutto: di fronte alla diagnosi di una malattia rara, molti pazienti attraversano fasi di negazione, rabbia, negoziazione, depressione e infine accettazione.

Terapie complementari: tecniche di rilassamento, meditazione ed eventualmente psicoterapia per aiutare a gestire l'ansia e la depressione.

5. Supporto sociale e networking

Gruppi di sostegno: incoraggiare i pazienti a unirsi ad associazioni o gruppi di sostegno dedicati alle malattie rare.

Networking: mettere i pazienti in contatto con altre persone affette dalla stessa malattia per condividere esperienze e consigli.

6. L'importanza della ricerca

Partecipazione a studi: i pazienti affetti da malattie rare possono avere l'opportunità di partecipare a studi clinici o registri.

Tenersi aggiornati: gli infermieri devono tenersi aggiornati sulle ultime scoperte e sui progressi per poter consigliare i loro pazienti in modo più efficace.

I pazienti con malattie reumatologiche rare hanno esigenze uniche e diverse. Attraverso un approccio attento, informato e centrato sul paziente, gli infermieri possono svolgere un ruolo chiave nel migliorare la loro qualità di vita, sostenendoli sia dal punto di vista medico che emotivo.

Capitolo 19

TERAPIE INNOVATIVE IN REUMATOLOGIA

Progressi farmacologici
e biotecnologia

La reumatologia, come molte altre branche della medicina, ha visto notevoli progressi negli ultimi decenni, grazie soprattutto alla ricerca farmacologica e biotecnologica. Questi progressi hanno permesso di comprendere, trattare e gestire meglio le malattie reumatiche, offrendo ai pazienti una migliore qualità di vita.

1. Sviluppo storico dei trattamenti reumatologici

    Dai trattamenti tradizionali alle molecole moderne: rivedere come i farmaci antinfiammatori non steroidei (FANS) e i corticosteroidi hanno aperto la strada a farmaci più mirati.
2. L'era dei farmaci biologici

    Anticorpi monoclonali: come si rivolgono in modo specifico a determinate parti del sistema immunitario per ridurre l'infiammazione.

    Inibitori di citochine: l'importanza di bloccare molecole specifiche come TNF, IL-6 e altre per trattare malattie come l'artrite reumatoide.

    Terapie con cellule staminali: esplorare il loro potenziale nella rigenerazione del tessuto articolare danneggiato.
3. I progressi nelle terapie mirate

    Farmaci a piccole molecole: come possono intervenire all'interno delle cellule per modulare percorsi specifici.

    JAK e inibitori della chinasi: il loro ruolo nella modulazione del sistema immunitario.
4. Biotecnologia e diagnostica

    Test genetici: come possono aiutare a prevedere la suscettibilità a determinate malattie e a guidare il trattamento.

Biomarcatori: l'uso di proteine specifiche o altre molecole per monitorare la progressione della malattia e la risposta al trattamento.

5. Terapie rigenerative e innovazioni

Terapie geniche: il potenziale di modificare o modulare i geni per trattare alcune malattie reumatiche.

Stampa 3D: come questa tecnologia potrebbe essere utilizzata per creare impianti articolari su misura o ausili per la mobilità.

6. Sfide e implicazioni etiche

Accessibilità e costi: sebbene i nuovi trattamenti offrano grandi speranze, spesso hanno un prezzo elevato, il che solleva questioni di equità.

Sicurezza a lungo termine: la necessità di monitorare i possibili effetti collaterali e le complicazioni, dato che i pazienti utilizzano i nuovi farmaci per periodi più lunghi.

I progressi farmacologici e biotecnologici in reumatologia offrono notevoli speranze per il futuro, con la promessa di trattamenti più efficaci e personalizzati. Per gli infermieri e gli altri operatori sanitari, tenersi aggiornati su queste innovazioni è essenziale per fornire la migliore assistenza possibile. Tuttavia, è anche fondamentale navigare con attenzione, bilanciando l'entusiasmo per le nuove scoperte con una comprensione approfondita delle implicazioni etiche e delle potenziali sfide.

Integrazione della medicina alternativa e complementare

La medicina complementare e alternativa è diventata sempre più popolare negli ultimi decenni. Sono allineate con un approccio olistico alla salute, cercando di trattare non solo il corpo, ma anche la mente e l'anima. In reumatologia, molte di queste terapie hanno dimostrato il loro potenziale per integrare i trattamenti convenzionali e offrire ai pazienti un ulteriore sollievo.

1. Che cos'è la medicina alternativa e complementare?

   Definizione e filosofia: un'introduzione all'idea di approcci terapeutici che integrano i metodi medici convenzionali.

   Storia della loro integrazione: come la medicina occidentale ha gradualmente riconosciuto e accettato queste pratiche.

2. Agopuntura e digitopressione in reumatologia

   Principi fondamentali: l'importanza dei meridiani energetici e la teoria del qi.

   Applicazioni pratiche: come queste tecniche possono alleviare il dolore e l'infiammazione nelle patologie reumatiche.

3. Fitoterapia e integratori naturali

   Erbe medicinali: piante comunemente utilizzate per trattare l'infiammazione e il dolore, come la curcuma e il salice.

   Oli essenziali: il ruolo potenziale di oli come la lavanda o l'eucalipto nel rilassamento e nella riduzione del dolore.

4. Chiropratica e osteopatia

   Manipolazioni e aggiustamenti: Come queste tecniche possono migliorare la mobilità articolare e ridurre il dolore.

   Applicazioni specifiche in reumatologia: l'approccio per malattie come l'osteoartrite o la spondilite anchilosante.

5. Tecniche di rilassamento e meditazione

   Yoga e Tai Chi: i benefici di queste pratiche per migliorare la flessibilità, ridurre il dolore e gestire lo stress.

Meditazione Mindfulness: il suo ruolo nella gestione del dolore cronico e nel miglioramento della qualità di vita.

6. Omeopatia e reumatologia

I principi omeopatici: l'idea del "simile cura il simile" e la diluizione.

Trattamenti comuni: I rimedi omeopatici sono indicati specificamente per alcune condizioni reumatiche.

7. Sfide e controversie

Mancanza di ricerca standardizzata: la necessità di più studi clinici per convalidare l'efficacia di alcune terapie.

Interazione con i farmaci convenzionali: È necessaria cautela quando i pazienti combinano trattamenti alternativi con i farmaci prescritti.

L'integrazione della medicina complementare e alternativa in reumatologia offre ai pazienti una gamma più ampia di opzioni terapeutiche che possono integrare le cure convenzionali. Tuttavia, come per tutti gli interventi medici, è fondamentale che questi metodi siano applicati con giudizio e in stretta collaborazione con gli operatori sanitari. Per l'infermiere di reumatologia, una conoscenza approfondita di queste terapie e una comunicazione aperta con i pazienti al riguardo sono essenziali per garantire un'assistenza ottimale e personalizzata.

Partecipazione a studi clinici: ruolo e responsabilità

I progressi della medicina sono in gran parte dovuti alla ricerca clinica. Gli studi clinici sono una parte essenziale di questa ricerca, in quanto consentono di testare l'efficacia e la sicurezza di nuovi trattamenti. Nel campo della reumatologia, con l'aumento delle biotecnologie e delle nuove terapie mirate, la partecipazione agli studi clinici è diventata comune. Per l'infermiere di reumatologia, ciò significa non solo comprendere le sfumature di questi studi, ma anche svolgere un ruolo chiave nella loro attuazione.

1. Comprendere le sperimentazioni cliniche

Fondamenti degli studi clinici: capire la fase, il protocollo, il gruppo di controllo e le misure di esito.

Importanza in reumatologia: come la ricerca clinica modella lo sviluppo dei trattamenti reumatologici.

2. Il ruolo dell'infermiere prima del processo

Educazione e consenso: informare il paziente sulla sperimentazione, sui suoi potenziali benefici e rischi, e ottenere il consenso informato.

Valutazione iniziale: per assicurarsi che il paziente soddisfi i criteri di inclusione e non abbia criteri di esclusione.

3. Monitoraggio durante la sperimentazione

Amministrazione del trattamento: Assicurare che i farmaci o le procedure siano somministrati in conformità al protocollo.

Monitoraggio e documentazione: monitorare attentamente la risposta del paziente, annotare eventuali effetti collaterali e garantire una documentazione accurata e completa.

Comunicazione: fare da tramite tra il paziente e il team di ricerca, rispondendo alle preoccupazioni del paziente e trasmettendo le informazioni rilevanti.

4. Post-test: chiusura e follow-up

Valutazione post-trattamento: verificare la risposta del paziente al trattamento e annotare eventuali effetti residui o ritardati.

Consulenza e orientamento: aiutare il paziente a comprendere i passi successivi alla sperimentazione, sia che si tratti di ulteriori trattamenti o di follow-up.

5. Etica e integrità

Riservatezza: garantire che le informazioni del paziente rimangano riservate e vengano utilizzate solo ai fini della sperimentazione.

Integrità del protocollo: garantire che il protocollo sia seguito alla lettera, senza compromettere la sicurezza o il benessere del paziente.

6. Collaborazione con il team di ricerca

Scambi con i ricercatori: facilitare la comunicazione tra ricercatori, medici e altri membri del team sanitario.

Formazione continua: tenersi aggiornati sugli ultimi progressi e sulle metodologie di ricerca in reumatologia.

La partecipazione agli studi clinici è una responsabilità importante per l'infermiere di reumatologia. Questo ruolo richiede non solo una conoscenza approfondita del campo della reumatologia e della ricerca clinica, ma anche la capacità di comunicare in modo efficace e di mostrare empatia verso i pazienti che si avventurano nell'ignoto della ricerca medica. Svolgendo questo ruolo con competenza e integrità, gli infermieri danno un contributo significativo al progresso dei trattamenti reumatologici e al benessere dei pazienti.

Capitolo 20

GESTIRE LE CO-MORBILITÀ

Identificazione e monitoraggio frequenti co-morbilità

La gestione dei pazienti con malattie reumatiche richiede una costante vigilanza non solo per i sintomi primari, ma anche per le eventuali comorbidità che possono insorgere. Queste comorbilità possono essere il risultato diretto della malattia reumatica, dei trattamenti somministrati o di altri fattori. Per l'infermiere reumatologo, è essenziale essere in grado di identificare, monitorare e gestire queste co-morbilità per garantire una qualità di vita ottimale al paziente.

1. Malattie cardiovascolari

   Aumento del rischio: molte condizioni reumatiche, compresa l'artrite reumatoide, sono associate ad un aumento del rischio di malattie cardiovascolari.

   Monitoraggio: monitoraggio regolare della pressione arteriosa e dei livelli di colesterolo, e raccomandazione di esami cardiaci, se necessario.

2. Osteoporosi

   Legami con l'infiammazione: l'infiammazione cronica può accelerare la perdita ossea.

   Rilevazione: promuovere esami come la densitometria ossea per identificare qualsiasi riduzione della densità ossea.

3. Condizioni degli occhi

   Uveite e congiuntivite: alcune malattie, come la spondilite anchilosante, possono portare a complicazioni oculari.

   Monitoraggio: incoraggiare visite oculistiche regolari e prestare attenzione ai reclami di dolore o di problemi alla vista.

4. Malattie polmonari

   Fibrosi e malattie polmonari: Le malattie infiammatorie possono colpire i polmoni.

Monitoraggio: monitoraggio della funzionalità polmonare e raccomandazione di esami come radiografie del torace e spirometria.

5. Disturbi gastrointestinali

Rischi associati ai farmaci : Alcuni farmaci utilizzati in reumatologia possono avere effetti sul tratto gastrointestinale.

Monitoraggio: consapevolezza dei segni di ulcere o emorragie e raccomandazione di endoscopie, se necessario.

6. Disturbi psicologici

Depressione e ansia: vivere con una malattia cronica può avere ripercussioni psicologiche.

Approccio olistico: monitorare i segnali di depressione, fornire supporto emotivo e raccomandare consulenze psicologiche, se necessario.

7. Complicazioni metaboliche

Sindrome metabolica: può verificarsi come conseguenza della malattia stessa o dei corticosteroidi utilizzati nel trattamento.

Monitoraggio: monitoraggio regolare della glicemia, dei livelli lipidici e del peso del paziente.

La complessità della gestione delle malattie reumatiche è amplificata dalle potenziali co-morbilità che possono insorgere. L'infermiere di reumatologia svolge un ruolo centrale nell'identificazione e nel monitoraggio di queste co-morbilità, lavorando a stretto contatto con il medico curante e altri specialisti per garantire un'efficace gestione complessiva del paziente. L'attenzione proattiva e la comunicazione aperta con il paziente sono essenziali per anticipare e gestire in modo efficace queste sfide sanitarie aggiuntive.

L'approccio infermieristico olistico: oltre la reumatologia

Come professionisti del settore sanitario, gli infermieri si trovano spesso ad affrontare la complessità delle esigenze dei loro pazienti. Sebbene la reumatologia si concentri sui disturbi delle articolazioni e del tessuto connettivo, l'infermiere reumatologo non si limita a trattare i sintomi evidenti. Adottare un approccio olistico significa guardare il paziente nel suo insieme, riconoscendo l'interconnessione tra corpo, mente e ambiente. Si tratta di un approccio incentrato sul paziente, che comprende non solo gli aspetti fisiologici, ma anche le dimensioni emotive, sociali, spirituali e psicologiche della salute.

1. La dimensione fisica

   Dolore e mobilità: valutare e gestire il dolore e la mobilità dei pazienti, raccomandando interventi farmacologici o fisioterapici appropriati.

   Alimentazione: consigli sulla dieta giusta per sostenere la salute delle ossa e delle articolazioni e per gestire gli effetti collaterali del trattamento.

   Sonno: discutere le abitudini del sonno e suggerire soluzioni per i disturbi del sonno, che sono comuni nei pazienti con malattie reumatiche.

2. La dimensione emotiva

   Supporto psicologico: ascoltare attivamente le preoccupazioni dei pazienti, offrire loro un sostegno quando necessario e, se necessario, indirizzarli a uno specialista.

   Gestione dello stress: offrire tecniche di rilassamento o di meditazione per aiutare i pazienti a gestire lo stress e l'ansia associati alla loro malattia.

3. La dimensione sociale

   Integrazione nella comunità: incoraggiare i pazienti a partecipare a gruppi di sostegno o ad attività comunitarie per rafforzare il loro senso di appartenenza e di aiuto reciproco.

Famiglia e amici: educare e coinvolgere la famiglia e gli amici nell'assistenza, per creare un ambiente di supporto intorno al paziente.

4. La dimensione spirituale

Significato e scopo: discutere le convinzioni e i valori dei pazienti per capire come la malattia influisce sul loro senso della vita e sulle loro aspirazioni.

Pratiche spirituali: informarsi e rispettare le pratiche religiose o spirituali dei pazienti, che possono influenzare la loro percezione della malattia e il loro processo di guarigione.

5. La dimensione psicologica

Comprendere la malattia: fornire un'educazione continua sulla malattia per consentire ai pazienti di comprendere e gestire meglio la loro condizione.

Autostima e identità: sostenere i pazienti nei momenti in cui la loro condizione reumatica può influenzare la loro immagine e identità corporea.

L'approccio olistico alla reumatologia va ben oltre la semplice gestione dei sintomi. Comprende tutti gli aspetti dell'esistenza umana per fornire un'assistenza completa e personalizzata. Adottando questo approccio, l'infermiere di reumatologia afferma il suo impegno a trattare ogni paziente come un individuo unico, con le proprie esigenze, aspirazioni e sfide, garantendo così un'assistenza veramente centrata sul paziente.

Collaborazione interdisciplinare per un'assistenza completa

La collaborazione interdisciplinare in reumatologia non è solo un lusso, ma è essenziale affinché i pazienti ricevano un'assistenza completa. Nel vasto ecosistema dell'assistenza sanitaria, la medicina non si limita a un solo professionista, a una sola competenza o a una sola prospettiva. Ogni paziente, con i suoi sintomi complessi e le sue esigenze individuali, necessita di un team affiatato di professionisti diversi che lo supportino nel suo percorso di cura.

Pensi alla reumatologia come a una rete complessa. L'infermiere svolge un ruolo centrale, spesso fungendo da collegamento tra il paziente e il resto dell'équipe medica. Ma intorno a lui ruotano molte altre competenze: il reumatologo, ovviamente, ma anche il fisioterapista, lo psicologo, il dietologo e, a volte, anche specialisti come il chirurgo ortopedico o il neurologo.

Questa collaborazione è fondamentale, perché ogni professionista apporta il proprio contributo al progetto. Gli infermieri, ad esempio, hanno una conoscenza approfondita dei sintomi, dei trattamenti e della routine quotidiana del paziente. Possono quindi fornire informazioni essenziali al fisioterapista per regolare gli esercizi di riabilitazione, o allo psicologo per affrontare le sfide emotive del paziente.

Anche la collaborazione con un dietologo può essere essenziale. Alcune condizioni reumatiche possono essere influenzate dalla dieta e la combinazione del monitoraggio della dieta con il trattamento medico può offrire risultati ottimali.

Ma la collaborazione interdisciplinare non riguarda solo l'interazione tra professionisti. Comprende anche il rapporto con il paziente, che deve essere visto come un membro attivo del team di cura. Dopo tutto, è il paziente che vive quotidianamente con la malattia. È lui a sentire il dolore, a gestire gli effetti collaterali dei farmaci e a cercare modi per adattarsi e superare i propri limiti. Includendo il paziente in questo processo collaborativo, il team può beneficiare della sua esperienza e del suo feedback unici e, soprattutto, garantire un'assistenza veramente incentrata sul paziente.

In definitiva, la collaborazione interdisciplinare in reumatologia è una danza delicata, in cui ogni professionista apporta la sua esperienza unica, ma tutti lavorano insieme in armonia per il benessere del paziente. Si tratta di una visione moderna dell'assistenza medica, che riconosce che la complessità delle malattie reumatiche richiede una gestione altrettanto complessa e ricca di sfumature. Ed è attraverso questa collaborazione che possiamo offrire ai pazienti una vita più sana, più equilibrata e più soddisfacente.

Capitolo 21

RETI DI ASSISTENZA E PERCORSO FITNESS

Navigare nel sistema sanitario

Navigare nel sistema sanitario è spesso paragonato a camminare in un labirinto. Con i suoi corridoi interconnessi, i vicoli ciechi, le zone grigie e i codici non scritti, può essere fonte di confusione, anche per coloro che vi lavorano. Per i pazienti, in particolare quelli che affrontano condizioni croniche come le malattie reumatiche, questa complessità può sembrare schiacciante. È qui che l'infermiere, che spesso funge da bussola, può svolgere un ruolo chiave.

Ai primi sintomi, il percorso del paziente inizia solitamente con una visita al medico di base. Se si sospetta una reumatologia, sarà necessario rivolgersi a uno specialista. Ma come si sceglie lo specialista giusto? Come si accede a un'assistenza adeguata in tempi ragionevoli? Come capire il gergo medico e le diverse opzioni terapeutiche offerte? E soprattutto, come coordinare il tutto?

Grazie alla loro posizione centrale nella catena di cura, gli infermieri di reumatologia hanno una visione d'insieme che può rivelarsi preziosa. Sono in grado di guidare i pazienti attraverso le fasi della diagnosi, del rinvio ad altri specialisti, delle procedure di imaging e delle analisi di laboratorio. Possono anche facilitare l'accesso a risorse complementari, come la fisioterapia, il supporto psicologico o i gruppi di discussione.

Ma navigare nel sistema sanitario non significa solo orientarsi dal punto di vista medico. Si tratta anche di capire gli aspetti amministrativi e finanziari. Come funzionano i rimborsi? Quali sono i passi da compiere per ottenere la copertura? Come si gestiscono i periodi in cui non è in grado di lavorare? Anche in questo caso, l'infermiere può fornire le risposte, o almeno indicarle la direzione giusta.

Infine, la navigazione non si ferma tra le mura dell'ospedale o dello studio medico. Con lo sviluppo della telemedicina, dell'assistenza domiciliare e dei dispositivi di automonitoraggio, il sistema sanitario si estende ben oltre l'ospedale. Gli infermieri possono aiutare a configurare i dispositivi medici, a capire come funziona una piattaforma online o a ottimizzare il monitoraggio remoto.

In questo panorama medico in costante evoluzione, dove le innovazioni tecnologiche vanno di pari passo con le sfide organizzative e umane, gli infermieri sono un faro, una guida rassicurante per i pazienti. Non si limitano a fornire assistenza: accompagnano, spiegano, rassicurano e facilitano. Consentendo a ciascun paziente di navigare nel sistema sanitario con tranquillità, gli infermieri svolgono un ruolo essenziale nell'esperienza di cura e, in ultima analisi, nel risultato medico.

Ruolo centrale dell'infermiere nel coordinamento dell'assistenza

L'ospedale o la clinica moderni sono un ecosistema complesso in cui si intersecano molte specialità, in cui le tecnologie all'avanguardia si allineano con i trattamenti tradizionali e in cui ogni paziente presenta una serie di esigenze e sfide uniche. In questo mosaico in costante evoluzione, l'infermiere è più di un semplice operatore: è il vero conduttore dell'assistenza al paziente.

Non appena un paziente viene ricoverato, l'infermiere è spesso il primo punto di contatto. Valuta la situazione, identifica le necessità urgenti e redige una mappa iniziale del percorso di cura. Questa valutazione iniziale non è solo medica. Comprende anche aspetti psicologici, sociali e talvolta anche finanziari. L'infermiere deve avere un approccio olistico alla situazione, una visione a 360°.

Una volta effettuata questa valutazione, l'infermiere svolge un ruolo chiave nell'attuazione e nel monitoraggio del piano di assistenza. Coordina gli interventi dei vari specialisti, assicura che siano disponibili le risorse necessarie e garantisce la continuità dell'assistenza durante le transizioni tra i diversi servizi o tra l'ospedale e il domicilio. La loro posizione centrale consente loro di vedere al di là dei silos e di agire come un collegamento tra le molte sfaccettature del percorso di cura.

Questo coordinamento è ancora più cruciale per i pazienti con malattie croniche, come spesso accade in reumatologia. Questi pazienti hanno bisogno di un'assistenza multidisciplinare, che a volte coinvolge specialisti della riabilitazione, nutrizionisti, psicologi e molti altri. L'infermiere si assicura che tutti questi pezzi del puzzle si incastrino perfettamente.

Ma il coordinamento non si ferma alla gestione dell'assistenza medica. Include anche l'educazione dei pazienti e delle loro famiglie, la gestione dei farmaci, il monitoraggio degli effetti collaterali, la pianificazione delle dimissioni e il supporto post-ospedaliero. Ogni dettaglio conta, ed è l'infermiere che si assicura che nulla sia lasciato al caso.
Questo ruolo di coordinamento richiede una grande adattabilità, la capacità di comunicare efficacemente con diverse persone e uno spiccato senso dell'organizzazione. Ma soprattutto, richiede una profonda empatia per il paziente e un desiderio costante di mettere le sue esigenze e il suo benessere al centro di tutte le decisioni.

Nella complessa sinfonia della medicina moderna, se i medici, i tecnici e gli altri specialisti sono i musicisti, l'infermiere è il direttore d'orchestra, colui che si assicura che ogni nota sia suonata alla perfezione, in armonia, per il benessere del paziente.

Lavorare con le organizzazioni centri di riabilitazione, centri specializzati, e altri

Il mondo dell'assistenza sanitaria non si limita alle mura dell'ospedale o della clinica. Ben oltre, un'intera rete di istituzioni, centri specializzati e organizzazioni di supporto lavorano insieme per offrire ai pazienti un'assistenza completa e olistica. In questo vasto ecosistema, la collaborazione tra l'infermiere e queste diverse strutture è essenziale per garantire la continuità delle cure e una qualità di vita ottimale per il paziente.

I centri di riabilitazione svolgono un ruolo fondamentale, in particolare per i pazienti affetti da gravi patologie reumatiche. Questi centri sono progettati per aiutare i pazienti a recuperare o mantenere l'autonomia funzionale. Come coordinatore dell'assistenza, l'infermiere lavora a stretto contatto con questi centri. Si assicura che la transizione del paziente dall'ospedale al centro sia fluida, che le informazioni mediche siano trasmesse correttamente e che il follow-up medico rimanga coerente.

Anche i **centri specializzati**, che siano dedicati alla gestione del dolore, alla fisioterapia o ad altre forme di terapia, sono alleati essenziali. Gli infermieri devono conoscere la gamma di strutture presenti nella loro regione, per poter fare i migliori riferimenti possibili. Questa conoscenza consente anche di garantire che i servizi forniti da questi centri si inseriscano armoniosamente nel piano di cura generale.

Inoltre, esistono altre strutture, spesso meno formali, ma altrettanto importanti nel processo di cura. Possono essere **associazioni di pazienti**, gruppi di sostegno o anche laboratori terapeutici. Queste strutture offrono spesso un'assistenza preziosa per aiutare i pazienti a gestire gli aspetti psicosociali della loro malattia. Gli infermieri, grazie al loro ruolo centrale e al contatto diretto con i pazienti, sono spesso nella posizione migliore per identificare la necessità di questo tipo di supporto e per mettere i pazienti in contatto con le strutture giuste.

Infine, la collaborazione non si ferma al coordinamento. È anche un'opportunità per gli infermieri di imparare, condividere le migliori pratiche e tenersi aggiornati sugli sviluppi del settore. Partecipare a workshop, seminari o anche a giornate di porte aperte organizzate da questi centri permette di arricchire continuamente le proprie conoscenze.

In un'epoca in cui la medicina sta diventando sempre più specializzata e il percorso di cura più complesso, la capacità degli infermieri di navigare efficacemente tra queste diverse strutture, di stabilire solide partnership e di collaborare senza soluzione di continuità è una risorsa importante. È questa collaborazione che garantisce ai pazienti un'assistenza completa, in cui ogni aspetto della loro salute e del loro benessere viene preso in considerazione.

Capitolo 22

PROSPETTIVE INTERNAZIONALI

Pratica infermieristica in reumatologia in tutto il mondo

La pratica infermieristica, pur mantenendo dei fondamenti universali, varia notevolmente da Paese a Paese, influenzata da cultura, economia, sistemi sanitari, istruzione e regolamenti professionali. La reumatologia non fa eccezione. Esplorare la pratica infermieristica reumatologica nel mondo non solo ci permette di comprendere queste variazioni, ma anche di trarre ispirazione dalle migliori pratiche internazionali.

Nord America: negli **Stati Uniti** e in **Canada**, la formazione infermieristica è altamente strutturata, con una serie di specializzazioni, tra cui la reumatologia. L'assistenza si basa fortemente sul modello bio-psicosociale, concentrandosi sull'individuo nel suo complesso. Gli infermieri specializzati in reumatologia possono prescrivere farmaci in alcuni Stati o province e svolgere un ruolo attivo nella ricerca clinica.

Europa: il **Regno Unito** è leader nella formazione specialistica degli infermieri di reumatologia. Gli infermieri svolgono un ruolo centrale nella gestione delle malattie reumatiche, in particolare nel monitoraggio dei trattamenti biologici. In **Scandinavia, l**'accento è posto sul miglioramento della qualità di vita dei pazienti attraverso interventi basati sull'evidenza, in particolare sulla riabilitazione.

Africa: In molti Paesi africani, la reumatologia è una specialità emergente. Le risorse sono spesso limitate, ma la necessità di una gestione adeguata delle malattie reumatiche è in crescita. Gli infermieri svolgono un ruolo cruciale nell'educazione e nella prevenzione, soprattutto quando si tratta di malattie come l'artrite giovanile.

Asia: in **Cina** e in **India, la gestione delle** malattie reumatiche spesso combina approcci tradizionali e moderni. Gli infermieri sono formati in entrambi i paradigmi, consentendo loro di fornire un'assistenza olistica. Sono anche essenziali per sensibilizzare l'opinione pubblica sulle malattie reumatiche, che spesso sono ancora poco conosciute.

America Latina: con la rapida crescita delle strutture sanitarie, Paesi come il **Brasile** e l'**Argentina stanno** assistendo all'emergere di pratiche infermieristiche specialistiche, tra cui la reumatologia. La sensibilizzazione sulle malattie reumatiche e la formazione continua sono temi chiave.

Oceania: in **Australia** e **Nuova Zelanda**, gli infermieri specializzati in reumatologia fanno parte di team multidisciplinari e svolgono un ruolo importante nell'assistenza a lungo termine dei pazienti, in particolare delle popolazioni indigene.

Queste variazioni globali evidenziano l'importanza di uno scambio internazionale della pratica infermieristica. Sia attraverso conferenze, associazioni professionali o programmi di scambio, è essenziale che gli infermieri condividano le loro conoscenze ed esperienze per migliorare continuamente l'assistenza ai pazienti con malattie reumatiche in tutto il mondo.

Scambi e formazione all'estero

La costante evoluzione del mondo medico richiede ai professionisti della sanità un continuo aggiornamento delle loro conoscenze. Per gli infermieri reumatologi, l'opportunità di intraprendere scambi e formazioni all'estero rappresenta un'occasione preziosa per arricchire le proprie competenze, ampliare i propri orizzonti e condividere le proprie esperienze.

Perché allenarsi all'estero?
L'ambiente medico varia molto da un Paese all'altro, influenzato dalla cultura, dal sistema sanitario, dalla ricerca e dagli approcci terapeutici. Uno scambio o un corso di formazione all'estero le permette di :

Acquisire nuove competenze: alcuni Paesi possono avere approcci innovativi o tecniche specifiche che non sono ancora state adottate nel Paese d'origine dell'infermiere.

Scoprire nuovi contesti: Capire come viene erogata l'assistenza sanitaria in culture e sistemi diversi può portare una nuova prospettiva alla pratica quotidiana.

Promuovere la condivisione delle conoscenze: gli infermieri possono condividere le proprie esperienze e le migliori pratiche con i colleghi internazionali.

Come si organizza uno scambio o un corso di formazione?

Associazioni professionali: molte associazioni infermieristiche offrono programmi di scambio e partnership con altri Paesi.

Istituzioni accademiche: le università e le scuole per infermieri offrono spesso programmi di studio all'estero o opportunità di tirocinio internazionale.

Borse di studio e sovvenzioni: Organizzazioni come l'OMS e altre fondazioni offrono finanziamenti per corsi di formazione o progetti all'estero.

Reti professionali: I colleghi e i mentori possono essere ottime fonti di raccomandazioni e contatti per organizzare uno scambio.

Massimizzare l'esperienza

Preparazione culturale: prima della partenza, è fondamentale familiarizzare con la cultura e le abitudini del Paese ospitante.

Lingua: sebbene l'inglese sia spesso la lingua medica universale, la conoscenza della lingua locale può arricchire l'esperienza.

Diario di riflessione: tenere un diario può aiutare a riassumere l'apprendimento e le osservazioni, che possono poi essere condivise o utilizzate per la ricerca.

Mantenere una mente aperta: ogni esperienza è unica. Avvicinarsi allo scambio con un atteggiamento di apprendimento e di apertura massimizzerà i benefici.

Gli scambi e la formazione all'estero possono trasformare la carriera di un infermiere reumatologo. Queste esperienze offrono una visione arricchita della medicina, nuove competenze e una migliore comprensione della diversità e della complessità dell'assistenza sanitaria globale.

Collaborazioni internazionali e iniziative di salute globale

Il mondo della medicina è vasto, complesso e interconnesso. In un mondo globalizzato, le sfide della salute trascendono i confini nazionali, così come le soluzioni. La reumatologia, come disciplina medica, non fa eccezione a questa realtà. Le collaborazioni internazionali e le iniziative di salute globale svolgono un ruolo importante nel progresso della reumatologia, offrendo opportunità senza precedenti per la ricerca, l'istruzione e l'assistenza ai pazienti.

L'interdipendenza della salute globale
Le malattie reumatiche sono universali. Che si tratti di artrite reumatoide in Europa o di gotta in Asia, queste condizioni colpiscono le persone in ogni regione e in ogni cultura. Questa ubiquità sottolinea l'importanza di un

approccio globale: imparare da altri sistemi sanitari, condividere le conoscenze e creare sinergie per migliorare l'assistenza per tutti.

Una ricchezza di collaborazioni internazionali
La collaborazione internazionale è una pietra miliare del progresso medico. Consente di :

Scambio di conoscenze: ogni Paese, con la propria ricerca ed esperienza clinica, ha lezioni da condividere. Questa condivisione permette di ottimizzare i protocolli di trattamento e di introdurre nuove prospettive.

Accesso a risorse condivise: alcuni Paesi possono disporre di tecnologie o database inaccessibili altrove, rendendo la collaborazione fondamentale per determinati studi o ricerche.

Standardizzazione dell'assistenza: la collaborazione può portare a protocolli internazionali, garantendo una qualità di assistenza coerente, indipendentemente dal luogo.

Iniziative di salute globale
Al di là delle collaborazioni una tantum, stanno nascendo importanti iniziative di salute globale, con obiettivi specifici. Che si tratti del lancio da parte dell'OMS di una campagna per la cura dell'osteoartrite nei Paesi in via di sviluppo o di coalizioni internazionali per la ricerca sul lupus, queste iniziative stanno avendo un impatto importante. Mobilitano fondi, coordinano gli sforzi di ricerca e sensibilizzano l'opinione pubblica sull'importanza delle malattie reumatiche.

Verso un futuro collaborativo
Nell'era della comunicazione istantanea e della mobilità, i confini tra le nazioni stanno diventando sempre più labili, almeno per quanto riguarda la medicina. Per i professionisti della reumatologia, questo significa un'opportunità unica di

imparare, condividere e collaborare. Queste collaborazioni e iniziative non sono vantaggiose solo per i professionisti coinvolti, ma soprattutto per i pazienti di tutto il mondo, che beneficiano direttamente dei progressi ottenuti grazie a questi sforzi congiunti.

In definitiva, la salute globale e la collaborazione internazionale non sono solo una questione di medicina. Riflettono il desiderio condiviso di guardare oltre i confini, di capire che l'umanità è legata da sfide comuni e che è insieme, unendo le forze, che troveremo le soluzioni più efficaci.

Capitolo 23

PREPARARSI AL FUTURO: TENDENZE E INNOVAZIONI

Nuove tecnologie in reumatologia

La reumatologia, come altri campi medici, sta assistendo a una rivoluzione tecnologica che sta cambiando il modo in cui vengono fornite le cure e trasformando il panorama della ricerca clinica. L'introduzione di nuove tecnologie ha aperto la strada a diagnosi più accurate, a trattamenti personalizzati e a una migliore qualità di vita per i pazienti.

Imaging avanzato
I progressi nella diagnostica per immagini hanno portato grandi benefici alla reumatologia. Macchine come la risonanza magnetica ad alta risoluzione e gli ultrasuoni muscoloscheletrici consentono una visualizzazione più dettagliata delle articolazioni e dei tessuti molli, favorendo la diagnosi precoce e il monitoraggio della malattia.

Telemedicina
Con l'avvento della telemedicina, i consulti virtuali sono diventati una realtà per molti pazienti reumatici, in particolare quelli che vivono in aree remote. Questo facilita l'accesso agli specialisti e garantisce un follow-up regolare senza la necessità di viaggiare spesso.

Applicazioni e indossabili
Sono nate numerose applicazioni mobili dedicate alla reumatologia. Queste consentono ai pazienti di tenere traccia dei loro sintomi, dei farmaci e dell'esercizio fisico. I dispositivi indossabili, come gli smartwatch, possono monitorare l'attività fisica, il sonno e altri parametri rilevanti per i pazienti reumatici.

Terapia genica e medicina personalizzata
La comprensione della genetica delle malattie reumatiche si è sviluppata notevolmente. Si stanno studiando terapie geniche mirate per trattare alcune condizioni. Il

sequenziamento genetico permette di adattare i trattamenti al profilo genetico individuale del paziente.

Realtà virtuale

La realtà virtuale offre opportunità interessanti, soprattutto nella riabilitazione. I pazienti possono utilizzare le cuffie VR per seguire programmi di esercizi immersivi, facilitando la riabilitazione e la gestione del dolore.

Intelligenza artificiale

L'AI può essere utilizzata per analizzare enormi database, prevedere l'insorgere di malattie, consigliare trattamenti o assistere la diagnosi esaminando le immagini mediche.

La reumatologia è all'alba di una nuova era, caratterizzata dall'innovazione tecnologica. Questi progressi promettono non solo di migliorare l'assistenza ai pazienti, ma anche di fornire nuove risposte a domande antiche. Poiché la tecnologia continua ad evolversi a ritmo sostenuto, gli operatori sanitari e i pazienti sono chiamati ad adattarsi e ad abbracciare questi cambiamenti, per una medicina reumatologica sempre più precisa e personalizzata.

Ricerca e sviluppi nell'assistenza

Nonostante le sue profonde radici storiche, la reumatologia è un campo in costante evoluzione. Il crescente interesse per le malattie reumatiche ha generato una ricerca dinamica e una trasformazione radicale nell'assistenza ai pazienti. Questa incessante ricerca di miglioramento ci ricorda che la medicina, nella sua essenza, è una disciplina viva, adattabile e resiliente.

Dallo stetoscopio alla biotecnologia

La storia della reumatologia ci mostra come siamo passati dalle semplici auscultazioni e osservazioni cliniche all'uso di biotecnologie avanzate. Oggi, grazie alla ricerca, disponiamo di farmaci biologici mirati, in grado di agire con precisione sui meccanismi patologici di alcune malattie.

Sperimentazioni cliniche: la luce alla fine del tunnel

Gli studi clinici sono la pietra miliare dello sviluppo dell'assistenza sanitaria. Permettono di valutare l'efficacia e la sicurezza di nuovi interventi. I recenti progressi, come gli inibitori JAK o gli anticorpi anti-IL-17, sono il frutto di decenni di rigorosi studi clinici.

Il microbioma: una nuova frontiera

La ricerca sul microbioma intestinale ha rivelato collegamenti sorprendenti tra i nostri batteri intestinali e le malattie reumatiche. Modulare questo microbioma potrebbe un giorno aprire la strada a trattamenti innovativi.

Il posto del paziente nella ricerca

L'evoluzione dell'assistenza sanitaria non riguarda solo i farmaci o le tecnologie, ma anche il modo in cui i pazienti sono coinvolti nel proprio trattamento. L'era moderna riconosce l'importanza della prospettiva del paziente, incorporando la sua voce nella progettazione degli studi clinici e nella valutazione dei risultati.

Interdisciplinarità: unire le forze

Il trattamento delle malattie reumatiche non si basa esclusivamente sul reumatologo. Un approccio multidisciplinare, che include fisioterapisti, psicologi, dietologi e altri, è essenziale per una cura completa.

Prospettive per il futuro

Con i progressi tecnologici, il futuro della reumatologia appare luminoso. L'intelligenza artificiale, la terapia genica e persino la nanotecnologia potrebbero rivoluzionare la diagnosi e il trattamento.

La ricerca reumatologica è un'avventura collettiva, una danza tra scienziati, medici, pazienti e sistemi sanitari. Mira a fornire migliori opzioni terapeutiche, una migliore qualità di vita e un giorno, forse, una cura. L'evoluzione dell'assistenza testimonia la nostra determinazione a comprendere meglio, trattare meglio e vivere meglio con le malattie reumatiche.

Formazione continua: l'importanza formazione post-laurea

Nell'incessante balletto della medicina moderna, l'evoluzione costante delle conoscenze e delle tecniche richiede a ogni professionista della salute un'incessante ricerca di formazione. Lontano dai banchi universitari, è sul campo, nel cuore della pratica quotidiana, che gli infermieri di reumatologia si confrontano con casi complessi, innovazioni terapeutiche e situazioni etiche senza precedenti. Di fronte a queste sfide, la formazione post-laurea serve non solo come bussola, ma anche come lanterna per illuminare la strada verso l'eccellenza clinica.

Uno strumento per adattarsi all'era moderna
Mentre la formazione iniziale fornisce agli infermieri le competenze fondamentali, è la formazione post-laurea che li prepara ai rapidi progressi della medicina. In un'epoca in cui la biotecnologia, la genomica e gli approcci personalizzati stanno rivoluzionando l'assistenza, tenersi aggiornati sta diventando una necessità vitale. Attraverso workshop, conferenze e simulazioni, questa formazione continua le consente di integrare nuove pratiche, adottare strumenti innovativi e padroneggiare i protocolli più recenti.

Creare legami con la comunità medica
La formazione post-laurea è anche un'opportunità per creare e rafforzare i legami all'interno della comunità

medica. Gli scambi con colleghi, mentori o esperti di altre discipline arricchiscono la pratica infermieristica, creando una sinergia interprofessionale a beneficio dei pazienti.

Affermarsi come protagonista del sistema sanitario

Al di là della semplice acquisizione di competenze, la formazione continua è un atto militante. È un'affermazione del ruolo centrale degli infermieri come attori informati e responsabili del sistema sanitario. Attraverso la formazione continua, gli infermieri affermano il loro posto al tavolo decisionale, affermando la loro competenza e il loro desiderio di lavorare per il benessere dei pazienti.

L'importanza della formazione post-laurea risiede nella sua capacità di sostenere gli infermieri nel loro sviluppo professionale, di affinare il loro giudizio clinico e di arricchire la loro gamma di competenze. Nel mondo complesso e in rapida evoluzione della reumatologia, rappresenta un faro che guida gli infermieri verso una pratica sempre più pertinente, empatica ed efficace. In definitiva, l'apprendimento continuo significa abbracciare pienamente la vocazione più profonda degli infermieri: quella di prendersi cura, imparare e crescere, ogni giorno, accanto a coloro che servono.

Capitolo 24

CONCLUSIONE

Riflessione sul percorso professionale dell'infermiere in reumatologia

Quando pensiamo alla professione infermieristica reumatologica, spesso pensiamo all'assistenza medica, alle cure fornite e alle interazioni con i pazienti. Ma le carriere di questi professionisti della salute sono molto più ricche e complesse di quanto sembrino, caratterizzate da una miscela unica di scienza, umanità, sfide e successi.
Nascita di una passione

Il percorso verso la reumatologia non è sempre semplice. Alcuni sono guidati dall'esperienza personale, avendo visto una persona vicina soffrire di una condizione reumatica. Altri sono attratti dalla complessità delle malattie del sistema muscolo-scheletrico e dalla possibilità di fare la differenza nella vita dei pazienti. La scoperta di questa specialità può avvenire durante una rotazione clinica durante gli studi, o più tardi, dopo diversi anni di pratica in un altro campo.

L'apprendimento al centro della pratica
Il mondo della reumatologia è in continua evoluzione. Gli infermieri imparano costantemente, sia attraverso la formazione formale che attraverso il contatto con i pazienti. Ogni paziente è una lezione, un puzzle unico con sintomi, esperienze e aspettative. Sono queste interazioni che rafforzano la competenza degli infermieri, alimentando la loro compassione e umanità.

Sfide multidimensionali
Il ruolo dell'infermiere di reumatologia è pieno di sfide. Oltre ai sintomi fisici, spesso devono navigare nelle acque tumultuose delle emozioni dei pazienti, aiutando a gestire il dolore cronico e l'ansia e la depressione spesso associate ad esso. Ma queste sfide sono anche una fonte di crescita personale e professionale.

Momenti di grazia

Ci sono molti momenti di successo. Vedere un paziente che recupera la mobilità, partecipare alla gestione del dolore o semplicemente stabilire un legame umano durante un appuntamento sono tutte piccole vittorie. Questi momenti ricordano con forza l'impatto tangibile che gli infermieri possono avere sulla vita dei pazienti.

Verso il futuro: Un ruolo in evoluzione

Con il progredire della medicina, anche il ruolo dell'infermiere di reumatologia si evolve. Con l'avvento della biotecnologia, dell'intelligenza artificiale e della telemedicina, gli infermieri sono chiamati ad adattarsi, imparare e integrare nuovi strumenti e metodi.

Il viaggio dell'infermiere di reumatologia è un'avventura costante, fatta di sfide, apprendimento, relazioni umane profonde ed evoluzione. È un'illustrazione perfetta della fusione tra scienza e umanità, a dimostrazione del fatto che, nel cuore della medicina moderna, sono i legami umani a rimanere i più preziosi e di maggior impatto.

Incoraggiamento e prospettive per gli infermieri alle prime armi

L'ingresso nella professione di infermiere reumatologo è un viaggio entusiasmante all'incrocio tra scienza, empatia e dedizione. Per i neofiti, il futuro offre sia sfide che opportunità, ma con la giusta mentalità, ogni ostacolo può diventare un'opportunità di apprendimento e di crescita.

Il valore dell'esperienza iniziale

Le prime fasi della carriera infermieristica possono essere impegnative e travolgenti. Ogni giorno porta nuove scoperte, nuove responsabilità e situazioni inaspettate. È in questi momenti cruciali che si forma il carattere. L'esperienza, anche se a volte difficile, è la pietra miliare della competenza e della fiducia.

Imparare attraverso le sfide
La reumatologia, con la sua vasta gamma di malattie e sintomi, ha una curva di apprendimento ripida. Ma ogni paziente, ogni sintomo, ogni interazione è un'opportunità per imparare di più. Queste sfide sono in realtà opportunità mascherate, momenti di apprendimento che arricchiscono la pratica professionale.

Sostegno da parte della comunità medica
Gli infermieri alle prime armi non sono mai soli. La comunità medica, composta da colleghi, mentori e specialisti, è una risorsa preziosa. Sono incoraggiati a fare domande, a cercare consigli e a fare affidamento su questa comunità per navigare nelle complessità della reumatologia.

Un'era di innovazione
Mai prima d'ora la medicina ha vissuto un periodo di così rapida innovazione. Nuove terapie, tecniche e tecnologie emergono costantemente, offrendo agli infermieri nuovi modi per migliorare la vita dei loro pazienti. È un momento entusiasmante per entrare nel settore.

Le ricompense di fare la differenza
Il cuore della professione è il desiderio di aiutare, curare e sostenere. La gratificazione di vedere un paziente guarire, alleviare il suo dolore o semplicemente fornire un po' di conforto in una giornata difficile è impareggiabile.

Prospettive per il futuro
Con la costante evoluzione della medicina, gli infermieri hanno un mondo di opportunità davanti a loro. Che si tratti

di specializzazioni aggiuntive, ricerca, insegnamento o ruoli di leadership, gli orizzonti sono vasti.

A tutti gli infermieri reumatologi junior, mantenete viva la vostra passione, curiosità ed empatia. Ogni passo, ogni sfida, è un passo verso un futuro promettente, gratificante e profondamente soddisfacente. Avete scelto un percorso nobile e il viaggio che vi attende è uno dei più gratificanti che ci siano.

Glossario dei termini medici

A

Anamnesi: raccolta dell'anamnesi e dei sintomi di un paziente, di solito attraverso un'intervista.

B

Biopsia: prelievo di un piccolo campione di tessuto per l'esame al microscopio.

C

Corticosteroidi: farmaci utilizzati per ridurre l'infiammazione.

D

Displasia: anomalia nello sviluppo o nella maturazione delle cellule.

E

Eritema: arrossamento della pelle causato dalla dilatazione dei capillari.

F

Fibromialgia: una condizione caratterizzata da dolore muscolare e punti dolenti.

G

Gonartrosi: osteoartrite del ginocchio.

H

Ematoma: accumulo di sangue in un tessuto a seguito di un'emorragia.

I

Infiammazione: reazione del corpo ad un'aggressione, caratterizzata da rossore, calore, gonfiore e dolore.

J

Janus chinasi (JAK): famiglia di enzimi coinvolti nella segnalazione cellulare e presi di mira da alcuni farmaci antireumatici.

K

Cisti: tasca riempita di liquido o altre sostanze nel corpo.

L

Lupus eritematoso sistemico (LES): una malattia autoimmune che colpisce diversi organi e sistemi.

M

Miopatia: un disturbo dei muscoli, spesso associato a debolezza.

N

Necrosi: morte di un tessuto nel corpo.

O

Osteoporosi: riduzione della densità ossea, che rende le ossa più fragili.

P

Artrite reumatoide (RA): malattia infiammatoria cronica che colpisce principalmente le articolazioni.

Q

Quiescenza: uno stato di riposo o di inattività, spesso usato per descrivere l'assenza di attività della malattia.

R

Reumatismo: termine generale per indicare le condizioni dolorose delle articolazioni e dei tessuti muscolo-scheletrici.

S

Spondilite anchilosante (AS): malattia infiammatoria cronica che colpisce principalmente la colonna vertebrale.

T

Tendinite: infiammazione di un tendine.

U

Ultrasonografia: tecnica di imaging che utilizza le onde sonore per visualizzare le strutture interne.

V

Vasculite: infiammazione delle pareti dei vasi sanguigni.

W

Widal: Test diagnostico per la febbre tifoidea.

X

Xerostomia: secchezza delle fauci.

Y

Yoga: pratica che combina posture, respirazione e meditazione, spesso utilizzata come terapia complementare in reumatologia.

Z

Herpes zoster: infezione virale causata dal virus varicella-zoster, caratterizzata da un'eruzione cutanea dolorosa.

Questo è solo un esempio di glossario e non è affatto esaustivo. Molti altri termini medici sono utilizzati in reumatologia e nel campo medico in generale.

Ulteriori letture e risorse

Libri:

"Segreti di reumatologia" di Sterling West - Questo libro offre un approccio a domande e risposte sugli aspetti essenziali della reumatologia.

"Kelley and Firesteins' Textbook of Rheumatology" di Gary S. Firestein et al - Una guida completa alla reumatologia, ampiamente riconosciuta dalla comunità medica.

"Oxford Handbook of Rheumatology" di Alan Hakim, Gavin Clunie e Inam Haq - Una risorsa pratica per i medici in viaggio.

Giornali e riviste:

"Arthritis & Rheumatology" - Una rivista mensile con articoli di ricerca, casi di studio e recensioni sugli ultimi progressi in reumatologia.

"Rheumatology International - Pubblica articoli sulla diagnosi, il trattamento e la gestione delle malattie reumatiche.

Organizzazioni professionali:

American College of Rheumatology (ACR) - Offre risorse per i professionisti e informazioni per il pubblico in generale.

Lega Europea contro il Reumatismo (EULAR) - Fornisce raccomandazioni, linee guida e risorse di formazione per gli operatori sanitari in Europa.

Siti web:

RheumaKnowledgy - Una piattaforma online per l'istruzione e la formazione in reumatologia.

Rheumatology.org (sito web dell'ACR) - Offre risorse educative, notizie e informazioni sui prossimi eventi.

Applicazioni mobili:

Rheum Toolbox - Un'applicazione per medici e studenti di medicina, contenente calcolatori, criteri diagnostici e strumenti di gestione.

Podcast e webinar:

"Il Podcast di Reumatologia - Discussioni sulle tendenze attuali, le sfide e i progressi della reumatologia.

Webinar CAB - Sessioni educative su diversi argomenti di reumatologia.

Conferenze e corsi di formazione:

Riunione annuale di reumatologia - Una conferenza annuale che offre sessioni educative, workshop e presentazioni di ricerche recenti.

Risorse per i pazienti:

Fondazione Artrite - Fornisce informazioni, risorse e supporto alle persone affette da artrite e altre malattie reumatiche.

Gli operatori sanitari e gli studenti di medicina interessati alla reumatologia possono esplorare queste risorse per approfondire le loro conoscenze, tenersi aggiornati sulle ultime ricerche e sui progressi e fornire un'assistenza di qualità ai loro pazienti.

Libri :

"Clinical Rheumatology" di Alain Saraux e Valérie Devauchelle-Pensec - Una guida clinica che fornisce una panoramica delle patologie reumatologiche.

"Reumatologia per il medico" di Frédéric Lioté - Un libro incentrato su casi pratici, ideale per la formazione continua degli operatori sanitari.

"Traité de Rhumatologie" di André Kahan e Olivier Meyer - Una risorsa esaustiva sulla reumatologia, riconosciuta in tutto il mondo francofono.

Giornali e riviste :

"Revue du Rhumatisme" - Rivista mensile con articoli di ricerca, recensioni tematiche e aggiornamenti sulla reumatologia.

"Rhumatologie Pratique" - Rivista incentrata sugli aspetti pratici della gestione delle malattie reumatologiche.

Organizzazioni professionali :

Société Française de Rhumatologie (SFR) - Offre risorse, raccomandazioni e formazione per i reumatologi di lingua francese.

Siti web :

Rhumatologie-en-pratique.com - Una piattaforma che offre notizie, file tematici e risorse educative in reumatologia.

Sito web della SFR - Fornisce informazioni sulle conferenze, notizie scientifiche e risorse per i professionisti.

Applicazioni mobili :

ToolRhumato - Un'applicazione per i professionisti della reumatologia con strumenti di supporto alle decisioni, punteggi e criteri diagnostici.

Podcast e Webinar :

"Parliamo di reumatologia" - Una serie di podcast che esaminano i diversi aspetti e le sfide della reumatologia moderna.

Webinar SFR - Sessioni educative su vari argomenti legati alla reumatologia.

Conferenze e formazione :

Congrès Français de Rhumatologie - Conferenza annuale che riunisce esperti e professionisti per discutere i progressi della reumatologia.

Risorse per i pazienti :

Association Française de Lutte Anti-Rhumatismale (AFLAR) - Fornisce informazioni, risorse e supporto ai pazienti affetti da malattie reumatologiche.

Gli operatori sanitari di lingua francese possono esplorare queste risorse per ampliare le loro conoscenze, tenersi aggiornati sulle ultime ricerche e sui progressi e offrire ai loro pazienti un'assistenza ottimale.

Strumenti di valutazione
e griglie di osservazione

La reumatologia, come molte specialità mediche, si affida a una serie di strumenti di valutazione e griglie di osservazione per aiutare a diagnosticare e monitorare le patologie. Questi strumenti sono essenziali per una valutazione oggettiva, standardizzata e ripetibile del paziente.

Scale di valutazione del dolore :

Scala analogica visiva (VAS): consente ai pazienti di indicare il loro livello di dolore su una linea di 10 cm.

Scala numerica (EN): I pazienti valutano il loro dolore su una scala da 0 (nessun dolore) a 10 (massimo dolore immaginabile).

Questionario del dolore McGill: un metodo più dettagliato per valutare la qualità e l'intensità del dolore.

Strumenti di valutazione funzionale :

Questionario di valutazione della salute (HAQ): valuta la capacità del paziente di svolgere le attività quotidiane.

Indice di capacità funzionale Steinbrocker: classifica i pazienti in base alla loro capacità di svolgere attività.

Scale di valutazione specifiche :

DAS28 (Disease Activity Score 28): Utilizzato principalmente per l'artrite reumatoide, valuta l'attività della malattia prendendo in considerazione il numero di articolazioni infiammate e tenere, oltre ad alcuni marcatori ematici.

BASDAI (Bath Ankylosing Spondylitis Disease Activity Index): Valuta l'attività della spondilite anchilosante in base alla fatica, al dolore assiale, al dolore periferico, ecc.

Griglie di osservazione congiunte :

Esame delle articolazioni: valutazione della mobilità, della tenerezza, del calore, del gonfiore e della presenza di versamento.

Griglie di valutazione della qualità della vita:

SF-36 (Short Form Health Survey): questionario generale sulla qualità della vita.

ASQoL (Ankylosing Spondylitis Quality of Life): Questionario specifico per i pazienti con spondilite anchilosante.

Strumenti di valutazione psicologica :

HADS (Hospital Anxiety and Depression Scale): Si usa per valutare il livello di ansia e depressione del paziente.

Strumenti di valutazione dell'educazione terapeutica:

Test di conoscenza della malattia: valuta il livello di conoscenza del paziente sulla sua malattia, sui trattamenti disponibili, ecc.

L'uso appropriato di questi strumenti e delle griglie di osservazione consente di oggettivare i sintomi, monitorare la progressione della malattia, adattare i trattamenti e garantire un'assistenza ottimale al paziente. Per gli operatori sanitari, la padronanza di questi strumenti è essenziale e richiede una formazione regolare.

www.ingramcontent.com/pod-product-compliance
Lightning Source LLC
Chambersburg PA
CBHW071040290526
45795CB00004B/1238